急救与心理技能

FIRST AID AND PSYCHOLOGICAL SKILLS

主审 ⊙ 黎志宏

主编 ⊙ 吴 蓓 张 燕 范 晓

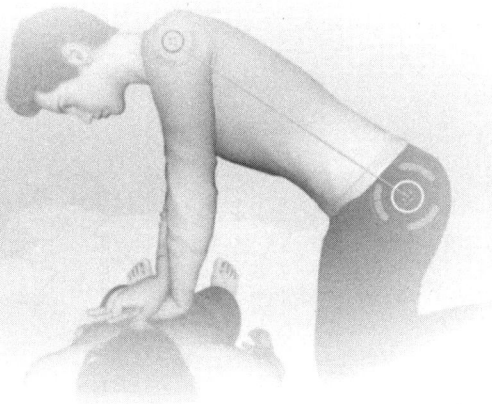

中南大学出版社
www.csupress.com.cn

序

Preface

　　我国现代高等教育在经历百余年的发展后，如今已形成一个门类丰富、专业齐备的体系，为国家培养了大量高级专门人才，并已成为支撑我国经济腾飞与社会进步的基石。然而，随着高等教育专业化程度的日益提高，我们常常忽视了更为基础的通识（或称"全人"）教育。学生们在努力学习专业知识和技能的同时，面对自身和他人的身心健康问题却常常感到束手无策。当前，高校大学生群体中普遍存在的各类健康问题，不断地给我们这些高校教育工作者敲响警钟：是时候把生命健康教育重新整合进我国高等学校通识教育体系中了。

　　《急救与心理技能》正是在这样的背景下诞生的。它不仅是我国首部面向高校大学生，系统阐述常见躯体和心理危机处理原则和技术的教材，更是每一位青年学子走向社会前不可或缺的生命指南。在当今社会，每一个人都可能面临突如其来的生命威胁及持续的心理压力，掌握应对突发疾病、意外伤害的急救技能，以及自我调适和心理支持的心理技能，已成为绝大多数人生活中的必需。大学生作为国家未来的高级人才，他们所承担的使命更重，参与的社会交往更广，面临的压力更大，因而遭遇突发生命危机或心理危机的可能性也更高，这就使得掌握这些基本技能变得尤为重要。然而遗憾的是，目前我国高校关于急救与心理技能的教育，多数还只面向医学或心理学的学生，尚未作为一门通识教育课程向所有大学生普及。本书试图打破这一限制，力求为所有大学生提供必要的急救与心理技能教育，为我国高校通识教育补充这一重要版块。

本书共分为两篇，第一篇涵盖了生命与健康的理念、基本急救技术、常见外伤与突发疾病的处置。健康是生命质量的基础，每个人都是自己健康的第一责任人，这是本书强调的最基本的理念。急救是维系生命健康的重要一环。对心脏骤停者的急救实践证明：在4分钟内开始复苏，约有一半心脏骤停者能存活；4~6分钟开始复苏者，存活率降为10%；超过6分钟者，存活率仅为4%；而10分钟以上开始复苏者，几乎无存活可能。这意味着，危机状态下，时间就是生命。大学生掌握急救技术，可以在面对意外伤害、突发疾病等躯体危机时快速而有效地响应，为平稳渡过危机、挽救生命、减少残疾与促进康复赢得宝贵的时间，具有重要的实践意义。

本书第二篇介绍了心理健康与精神障碍的相关概念，促进与维护心理健康的技能，以及心理急救与心理支持技能。精神健康问题目前已成为影响我国国民健康的重大公共卫生挑战，大学生是多种精神障碍，如抑郁症、焦虑症、睡眠障碍等的高发人群。据报道，我国大学生各类心理健康问题检出率在过去15年显著上升，已达30%以上。精神健康问题不仅影响了我国大学生的健康与学业，还对我国未来高级人才的培养构成重大挑战，成为了一个亟需解决的教育难题。然而，高校学生和教师对于精神健康还存在许多认识误区：多数学校未能给学生提供科学有效的心理技能培训；学生在遭遇心理危机时，常常难以获得及时有效的帮助；社会对于精神障碍还存在普遍的歧视和病耻感等。上述问题均警示我们：向高校学生提供心理健康教育，普及心理健康知识，培训科学、实用的心理技能，是必要且紧迫的。本书针对上述问题，提供了科学、系统、实用的知识和技能讲解，必将为改善大学生心理健康状况发挥积极作用。

本书拥有强大的编写团队，团队成员均来自于中南大学湘雅系统临床一线教师。"湘雅"是我国近代医学教育的旗舰，素有"南湘雅"的美誉，以其卓越的医学教育而著称。精神医学是湘雅系统的高峰学科，中南大学湘雅二医院作为国家精神疾病医学中心、国家精神心理疾病临床医学研究中心，在我国精神卫生领域享有崇高的声誉。本书编者团队拥有如下三大优势：①具有丰富的临床经验，熟练掌握各类危机状况的躯体急救和心理干预技术，多次在临床实践中上演"教科书式急救"和"标准的心理危机干预"，多次在关键时刻挽救患者生命，帮助患者渡过心理危机。②长期从事急救与心理技能的临床教学和培训工作，具有深厚的教学经验，培养了大批高级急救与心理危机干预人才。③长期从事高校学生教育工作，深入了解大学生的心理特点和成长需求，熟悉其常见的躯体和心理健康问题，具有扎实的学生工作经验，多次帮助学生成功地疏解压力和渡过危机。上述优势为本书的科学性、系统性和实用性提供了坚实的保障。我们期待本书成为我国高校生命健康通识教育领域的"干细胞"教材，为我国大学生生命健康教育开启新的篇章。

急救与心理技能，是维系生命健康的盾牌，也是追求事业卓越的助推器，更是迈向幸福人生的垫脚石。相信本书的出版，必将受到广大高校师生的欢迎，助力急救与心理技能在我国高校学生中的普及，提高我国高校学生的身心健康水平。最后，本书为初次编撰，部分内容可能还不够完善，我们真诚地欢迎读者对本书的内容提出批评意见，以帮助我们未来对本书作进一步修改和完善。

黎志宏

中南大学湘雅二医院

2024 年 8 月 28 日

目录

Contents

● 第一篇　急救部分

第一章　生命与健康 ⋯⋯⋯⋯⋯⋯⋯⋯⋯⋯⋯⋯⋯⋯⋯⋯⋯ 3

　第一节　身心健康 ⋯⋯⋯⋯⋯⋯⋯⋯⋯⋯⋯⋯⋯⋯⋯⋯⋯ 3

　第二节　健康第一责任人 ⋯⋯⋯⋯⋯⋯⋯⋯⋯⋯⋯⋯⋯⋯ 5

　第三节　应急第一响应人 ⋯⋯⋯⋯⋯⋯⋯⋯⋯⋯⋯⋯⋯⋯ 9

第二章　基本急救技术 ⋯⋯⋯⋯⋯⋯⋯⋯⋯⋯⋯⋯⋯⋯⋯⋯ 11

　第一节　急救处理原则与流程 ⋯⋯⋯⋯⋯⋯⋯⋯⋯⋯⋯⋯ 11

　第二节　环境安全与个人防护 ⋯⋯⋯⋯⋯⋯⋯⋯⋯⋯⋯⋯ 14

　第三节　心肺复苏与电除颤 ⋯⋯⋯⋯⋯⋯⋯⋯⋯⋯⋯⋯⋯ 16

　第四节　开放气道与气道异物处理 ⋯⋯⋯⋯⋯⋯⋯⋯⋯⋯ 22

　第五节　止血、包扎 ⋯⋯⋯⋯⋯⋯⋯⋯⋯⋯⋯⋯⋯⋯⋯⋯ 24

　第六节　固定、搬运 ⋯⋯⋯⋯⋯⋯⋯⋯⋯⋯⋯⋯⋯⋯⋯⋯ 28

第三章　常见外伤与突发疾病的处置 33

第一节　擦伤、切割伤、穿刺伤 33

第二节　扭伤与骨折 36

第三节　蛇与昆虫咬蜇伤 39

第四节　热力与化学烧伤 42

第五节　中　暑 45

第六节　淹　溺 47

第七节　电　击 49

第八节　晕　厥 51

第九节　抽　搐 53

第十节　心脏病 55

第十一节　脑卒中 57

第二篇　心理部分

第四章　心理健康与精神障碍辨识 61

第一节　心理健康 61

第二节　正常心理与异常心理 64

第三节　常见精神障碍的观察与识别 67

第五章　心理健康促进与维护技能 73

第一节　塑造健全的自我意识 73

第二节　压力应对技能 —————————————————————— 77

第三节　情绪管理技能 —————————————————————— 85

第四节　人际交往技能 —————————————————————— 93

第六章　心理急救与心理支持技能 ——————————————— 99

第一节　心理急救基础 —————————————————————— 99

第二节　建立融洽关系的技术 ——————————————————— 103

第三节　支持性技术 ——————————————————————— 106

第四节　链接资源与专业转介 ——————————————————— 108

第一篇

急救部分

第一章

生命与健康

第一节 身心健康

　　健康，这一普遍而核心的概念，长期以来被狭隘地理解为无疾病状态或体格强健。然而，随着医学模式由生物医学向生物—心理—社会医学模式的转变，健康的概念也得到了相应的拓展和深化。1989 年世界卫生组织（WHO）将健康表述为："一个人只有在身体、心理、社会适应和道德 4 个方面都健康，才算是完全健康的人。"这一定义标志着健康观念由单一的生理维度向多维度转变，包括身体机能、心理韧性、社会适应以及道德健康。

身心健康

　　身体机能的健康是健康概念的基础。它涵盖了生理系统的正常运作、组织器官的结构完整，以及身体对内外环境变化的适应能力。在现代医学中，身体机能的健康不仅要求无疾病，还要求身体各项指标的正常化，如血压、血糖、血脂等。同时，随着生物技术的发展，基因检测和精准医疗等手段为身体机能的健康提供了更为精细的评估和管理。

　　心理韧性的健康是健康概念的重要组成部分。它指的是个体在面对压力、挫折等负性事件时，能够保持情绪稳定、心态平和，以及积极应对的能力。在快节奏、高压力的现代社会中，心理韧性的健康显得尤为重要。WHO的研究报告指出，抑郁症和焦虑症等心理疾病给全球经济带来了巨大的损失。因此，医学界、心理学界等领域的研究者开始关注心理健康问题，并提出了"心理弹性"和"情商"等概念。这些概念不仅为理解心理健康提供了新的视角，也为促进心理健康提供了有效的策略和方法。

社会适应的健康是健康概念的另一个重要维度。它指的是个体在社会环境中与他人和谐相处、融入集体的能力。社会适应的健康对于个体的全面健康具有显著而深远的影响。研究表明，社会孤立和孤独状态与心脏病、中风等很多疾病的发生有关。因此，鼓励发展社会联系和建设积极的社区关系成为维护全面健康的重要措施。此外，随着社会学、人类学等学科的发展，社会适应的健康也被赋予了更为丰富的内涵，包括文化适应、角色适应等。

道德健康是指个体在行为上不能以损害他人的利益来满足自己的需要，能够按照社会认可的行为道德来约束自己及支配自己的思维和行动，具有辨别真伪、善恶、荣辱的是非观念和能力。据调查，违背社会道德往往导致心情紧张、恐惧等不良心理，进而引发神经中枢、内分泌系统等失调，免疫系统的防御能力也会下降。医学家通过研究发现，违背社会道德甚至违法乱纪的人更容易患癌症、脑出血、心脏病和精神过敏症；而为人正直、心地善良和淡泊、坦荡的品质，则能使人保持心理平衡，有助于身体健康。

当今，在科学技术加速发展，呈现知识爆炸现象的背景下，当我们站在人工智能与个性化医疗等先进技术的风口浪尖时，更加不能忽视上述四个健康的基本要素。

作为社会的一分子，每个人都有责任和义务保持身心健康并帮助身边的亲友更加健康。这不仅是个人的需要，也是社会和谐与人类发展的必然要求。通过提高健康意识、学习健康知识、养成健康习惯等方式，我们可以为自己的健康打下坚实的基础。同时，我们也可以通过传播健康理念、参与健康公益活动等方式为社会的健康事业作出贡献。

第二节　健康第一责任人

　　健康是促进人的全面发展的必然要求，是经济社会发展的基础条件。实现国民健康长寿，是国家富强、民族振兴的重要标志，也是全国各族人民的共同愿望。

健康第一责任人

　　党和国家历来高度重视人民健康。中华人民共和国成立以来，特别是改革开放以来，我国健康领域改革发展取得显著成就，城乡环境面貌明显改善，全民健身运动蓬勃发展，医疗卫生服务体系日益健全，人民健康水平和身体素质持续提高。2015 年，我国人均预期寿命已达 76.34 岁，婴儿死亡率、5 岁以下儿童死亡率、孕产妇死亡率分别下降到 8.1‰、10.7‰和 0.2‰，总体上优于中高收入国家平均水平，为全面建成小康社会奠定了重要基础。

　　在享受社会文明高速发展成果的同时，我们也应重视工业化、城镇化、人口老龄化、疾病谱变化、生态环境及生活方式变化等给维护和促进健康带来的一系列新的挑战。我国居民心脑血管疾病、癌症、慢性呼吸系统疾病、糖尿病等慢性非传染性疾病导致的死亡人数占总死亡人数的 88%，其导致的疾病负担占疾病总负担的 70%以上。健康知识知晓率偏低，吸烟、过量饮酒、缺乏锻炼、不合理膳食等不健康生活方式比较普遍，由此导致的疾病问题日益突出。肝炎、结核病、艾滋病等重大传染病防控形势仍然严峻，精神卫生、职业健康、地方病等方面的问题不容忽视。

　　在 2016 年 8 月全国卫生与健康大会上，中国科协名誉主席、中国科学院院士韩启德首先提出："个人是健康的第一责任人。"健康中国行动推进委员会在《健康中国行动（2019—2030 年）》中指出，倡导每个人是自己健康第一责任人的理念，激发居民热爱健康、追求健康的热情，养成符合自身和家庭特点的健康生活方式，合理膳食、科学运动、戒烟限酒、心理平衡，实现健康生活少生病。围绕疾病预防和健康促进两大核心，开展了 15 个重大专项行动、设置了 124 项主要指标，为我们每一个个体做好自己的"健康第一责任人"提供了有利条件。

　　15 个重大专项行动是：健康知识普及行动、合理膳食行动、全民健身行动、控烟行动、心理健康促进行动、健康环境促进行动、妇幼健康促进行动、中小学健康促进行动、职业健康保护行动、老年健康促进行动、心脑血管疾病防治行动、癌症防治行动、慢性呼吸系统疾病防治行动、糖尿病防治行动、传染病及地方病防控行动。

124 项主要指标包含结果性指标 36 项，个人和社会倡导性指标 48 项，以及政府工作指标 40 项。个人和社会倡导性指标摘录如下：

（1）个人定期记录身心健康状况。

（2）个人了解掌握基本中医药健康知识。

（3）居民掌握基本的急救知识和技能。

（4）医务人员掌握与岗位相适应的健康科普知识，并在诊疗过程主动提供健康指导。

（5）人均每日食盐摄入量≤5 g（2030 年目标值）。

（6）成人人均每日食用油摄入量≤25～30 g（2030 年目标值）。

（7）人均每日添加糖摄入量≤25 g（2030 年目标值）；蔬菜和水果每日摄入量≥500 g（2030 年目标值）。

（8）每日摄入食物种类≥12 种（2030 年目标值）。

（9）成年人维持健康体重 18.5≤BMI<24（2030 年目标值）。

（10）机关、企事业单位积极开展工间操。

（11）鼓励个人至少有 1 项运动爱好或掌握 1 项传统运动项目，参加至少 1 个健身组织，每天进行中等强度运动至少半小时。

（12）鼓励医疗机构提供运动促进健康的指导服务，鼓励引导社会体育指导员在健身场所等地方为群众提供科学健身指导服务，提高健身效果，预防运动损伤。

（13）鼓励公共体育场地设施更多更好地提供免费或低收费开放服务，符合条件的企事业单位体育场地设施全部向社会开放。

（14）个人戒烟越早越好，什么时候都不晚。创建无烟家庭，保护家人免受二手烟危害。

（15）领导干部、医务人员和教师发挥在控烟方面的引领作用。

（16）鼓励企业、单位出台室内全面无烟政策，为员工营造无烟工作环境，为吸烟员工戒烟提供必要的帮助。

（17）成人每日平均睡眠时间 7～8 小时（2030 年目标值）。

（18）鼓励个人正确认识抑郁和焦虑症状，掌握基本的情绪管理、压力管理等自我心理调适方法。

（19）各类临床医务人员主动掌握心理健康知识和技能，应用于临床诊疗活动中。

（20）积极实施垃圾分类并及时清理，将固体废弃物主动投放到相应的回收地点及设施中。

（21）防治室内空气污染，提倡简约绿色装饰，做好室内油烟排风，提高家居环境水平。

（22）学校、医院、车站、大型商场、电影院等人员密集的地方应定期开展火灾、地震等自然灾害及突发事件的应急演练。

（23）提高自身健康防护意识和能力，学会识别常见的危险标识、化学品安全标签及环境保护图形标志。

（24）主动学习掌握出生缺陷防治和儿童早期发展知识。

（25）主动接受婚前医学检查和孕前优生健康检查。

（26）倡导 0~6 个月婴儿纯母乳喂养，为 6 个月以上婴儿适时合理添加辅食。

（27）中小学生每天在校外接触自然光时间 1 小时以上。

（28）小学生、初中生、高中生每天睡眠时间分别不少于 10、9、8 个小时。

（29）中小学生非学习目的使用电子屏幕产品单次不宜超过 15 分钟，每天累计不宜超过 1 小时。

（30）学校鼓励引导学生达到《国家学生体质健康标准》良好及以上水平。

（31）重点行业劳动者对本岗位主要危害及防护知识知晓率（%）持续保持（2030 年目标值）。

（32）鼓励各用人单位做好员工健康管理、评选"健康达人"，国家机关、学校、医疗卫生机构、国有企业等用人单位应支持员工率先树立健康形象，并给予奖励。

（33）对从事长时间、高强度重复用力、快速移动等作业方式以及视屏作业的人员，采取推广先进工艺技术、调整作息时间等措施，预防和控制过度疲劳和工作相关肌肉骨骼系统疾病的发生。

（34）采取综合措施降低或消除工作压力。

（35）老年健康核心信息知晓率（%）不断提高（2030 年目标值）。

（36）提倡老年人参加定期体检，经常监测呼吸、脉搏、血压、大小便情况，接受家庭医生团队的健康指导。

（37）鼓励和支持老年大学、老年活动中心、基层老年协会、有资质的社会组织等为老年人组织开展健康活动。

（38）鼓励和支持社会力量参与、兴办居家养老服务机构。

（39）人群健康体检率(%)持续提高(2030年目标值)。

（40）18岁及以上成人定期自我监测血压，血压正常高值人群和其他高危人群经常测量血压。

（41）40岁以下血脂正常人群每2~5年检测1次血脂，40岁及以上人群至少每年检测1次血脂，心脑血管疾病高危人群每6个月检测1次血脂。

（42）基本实现40岁及以上人群每年至少检测1次空腹血糖，糖尿病前期人群每6个月检测1次空腹或餐后2小时血糖。

（43）基本实现癌症高危人群定期参加防癌体检。

（44）40岁及以上人群或慢性呼吸系统疾病高危人群每年检查肺功能1次。

（45）咳嗽、打喷嚏时用胳膊或纸巾掩口鼻，正确、文明吐痰。

（46）提倡负责任和安全的性行为，鼓励使用安全套。

（47）充分认识疫苗对预防疾病的重要作用，积极接种疫苗。

让我们共同努力，根据上述科学、规范，可量化、能实现的具体方案，提高健康素养水平，推广健康生活方式，做好自己的"健康第一责任人"，将主动健康的使命掌握在自己手中。

第三节　应急第一响应人

时间就是生命。第一次世界大战期间，人们发现如果伤者在 1 小时内得到救治，死亡率为 10%，随着得到救治的时间延长，至伤后 8 小时才得到救治时，死亡率竟高达 75%。这一数据后来被美国马里兰大学的休克创伤中心创始人 R Adams Cowley 引用，提出了创伤救治的"黄金一小时"理念。

应急第一响应人

全世界每年因各类意外事件致死者约 350 万人，伤病者的死亡呈三个高峰分布，第一死亡高峰在事件发生后 60 分钟内，死亡数量占 50%，称之为现场死亡。第二死亡高峰又称为早期死亡，出现在事件发生后 2~4 小时，此刻往往是医疗机构临床抢救的阶段。第三死亡高峰出现在事件后 1~4 周，占死亡数量的 20%。上述数据提示，针对意外事件伤病者的紧急救治应聚焦于第一死亡高峰和第二死亡高峰时段。尤其重要的是，在第一死亡高峰的 60 分钟内，前 10 分钟起着决定性作用，即"白金十分钟"。

对心脏骤停者的急救实践证明：在 4 分钟内开始复苏，约有一半心脏骤停者能存活；4~6 分钟开始复苏者，存活率降为 10%；超过 6 分钟者，存活率仅为 4%；而 10 分钟以上开始复苏者，几乎无存活可能。

紧急情况发生后的最初时段非常关键，及时有效的行动意味着生与死、完全康复与永久残疾之间的本质区别。而无论是发达国家还是发展中国家，专业急救人员往往很难在短时间内到达伤病者身边开展救助。伤病者能否存活并重返社会，取决于现场应急第一响应人的反应。

应急第一响应人是指在现场为受到伤害、突发疾病者提供紧急救护的人，包括现场伤病者的身边人，可以是亲属，也可能是同事、服务员、保安、警察、消防员乃至素昧平生的路人。应急第一响应人平时参加急救培训，在事发现场利用所学知识和技能去救助伤病者，成为生存链中至关重要的一环。

WHO 在 2023 年世界卫生日活动中强调了以社区为基础的应急第一响应人的重要性，强调了每个人可以带来的价值。作为应急第一响应人，并不要求参与者是医学专家或者救援专家，仅仅需要的是基本的知识和技能以及勇气和同情心。

成为应急第一响应人，首先要掌握基本的急救知识和技能。本书内容涵盖了躯体急救与心理援助相关的关键知识和技能，包括如何识别异常、如何呼叫援助、如何马上开始施行积极的干预措施，以及接下来该怎么做。掌握基础急救知识和技能，将赋予参与者充分的自信。及时正确的行动可以确保在宝贵的时间窗内提供有效的帮助，直到专业急救人员到达现场。

当每个人都承担起应急第一响应人的责任时，社会将变得更加安全和美好。

参考文献

［1］苏静静，张大庆.世界卫生组织健康定义的历史源流研究［J］.中国科技史杂志，2016，37（4）：485-496.

［2］中共中央，国务院."健康中国2030"规划纲要.国务院公报〔2016〕32号.https：//www. gov. cn/gongbao/content/2016/content_5133024. htm.

［3］国务院.国务院关于实施健康中国行动的意见.国发〔2019〕13号. https：//www. gov. cn/zhengce/zhengceku/2019-07/15/content_5409492. htm.

［4］国务院. 全民健康素养提升三年行动方案（2024—2027年）.国卫办宣传发〔2024〕13号. https：//www. gov. cn/zhengce/zhengceku/202406/content_6955867. htm.

第二章

基本急救技术

第一节　急救处理原则与流程

人们在生活中可能会遭遇各种突发事件，其中有自然灾害，如地震、洪水、泥石流、龙卷风、暴风雪、酷热或冰冻等；事故灾害，如交通事故、火灾、化学品泄漏、意外触电、意外爆炸等；公共卫生事件，如非典疫情、新冠疫情、食物中毒等；以及社会安全事件，如暴乱、战争、恐怖活动、踩踏事件等。这些突发事件往往是紧急、复杂、不确定的，也常造成社会危害和人员伤害，发生时常需要进行急救。

急救处理原则与流程

面对这些突发事件时，人们必须自始至终保持镇定、随时进行态势判断，评估身处的环境及其变化，判断即将到来或者已经到来的危险，并立即采取紧急避险措施。如现场可找到相对安全的地方，在时间及预期环境变化允许的情况下，首先考虑就地避难，否则应紧急脱离现场。在任何情况下，首先要保证自身安全。

需要对他人实施现场急救时，遵循的原则是：救命第一，恢复功能第二；如有批量伤员，则需要分类救治。

对伤员的现场急救一般按以下流程进行：环境安全、判断求救、拯救生命、处理伤情、保护伤员、获得专业救援。

（1）环境安全：本书第二章进行了详述。对于不安全的环境，允许的情况下可尝试解除环境威胁；施救必须远离危险源头，同时做好自我防护。

（2）判断求救：可以向现场人员求助，更重要的是第一时间求助专业的救援力量，如拨打救援电话120、119、110、122等，团队施救更能提高救援效率。拨打救援电话时要清楚描述事件发生的地点、现有伤员数量、具体伤情、已实施的救援措施、联系方式。需要注意的是，在接电话的人未挂断电话前，应一直保持电话处于接通状态，以便随时接受专业人员的救援指导。

（3）拯救生命：最重要的措施包括心肺复苏、心脏电除颤、控制大出血、解除气道梗阻。这些救命技能在本书的相应章节有具体阐述。

（4）处理伤情：首先需要对伤员进行评估，以发现问题所在。如果问题显而易见，可以立刻实施急救。但有时问题不那么容易被发现，则需要按以下步骤去判断：在安全的前提下检查伤员是否有反应，如果有反应，则询问他是否需要帮助、有何感觉不适，再根据相应判断进行处理；如果伤员只是挪动、呻吟或叹息，无法回答你，立即在5~10秒内检查呼吸，如果没有呼吸，则进行心肺复苏；如果有呼吸，则进一步查看伤员有无任何明显的创伤征象，如出血、骨折、烧伤或咬蜇伤。对于存在创伤的伤员，采用通气、止血、包扎、固定、搬运等技能给予急救。如果没有创伤征象，则查看伤员是否有任何医疗信息的配饰，如手环、颈牌等，以查找伤员是否存在某种严重的医疗状况，如糖尿病、支气管哮喘、过敏信息等。对于疾病突发的伤员，要给予安慰镇静、减少活动、适当用药、尽快送医的急救处理。如果以上情况都未发现，则守护在伤员身旁，每两分钟重新评估一次反应和呼吸，直到专业救援人员到达。

（5）保护伤员：对伤员的保护包括保持呼吸道通畅、保暖、使其平静休息，给予心理支持。

（6）获得专业救援：专业救援人员到达后，向其报告伤员情况及救援情况，妥善交接伤员。

作为应急第一响应人，我们不但要能发现环境中的问题并进行合适的处理，还要能有步骤地去发现伤员的问题并针对性地实施急救，常用的急救技能将在后续章节中进一步阐述。公众自救互救生存链如图2-1所示。

公众自救互救生存链

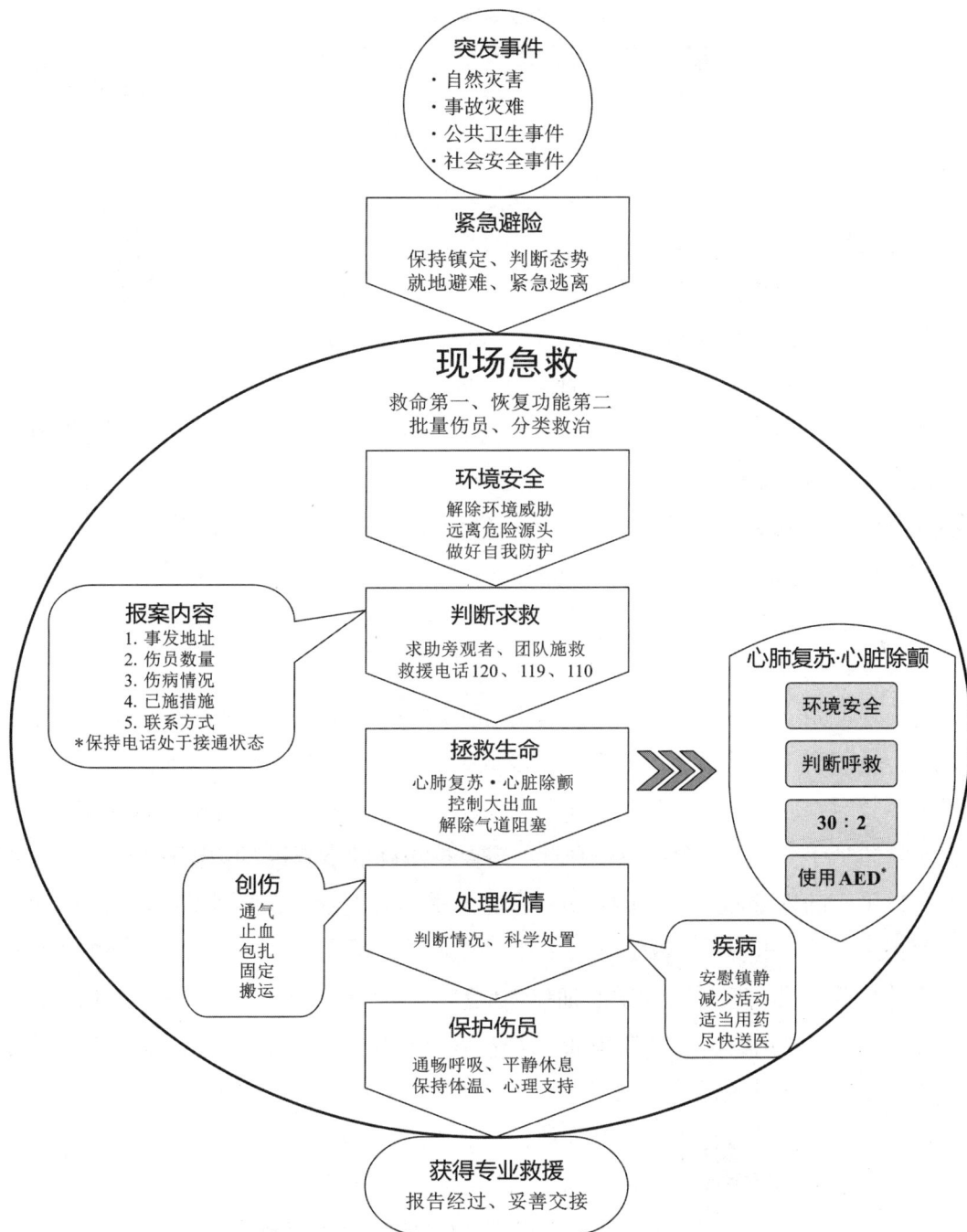

突发事件
· 自然灾害
· 事故灾难
· 公共卫生事件
· 社会安全事件

紧急避险
保持镇定、判断态势
就地避难、紧急逃离

现场急救
救命第一、恢复功能第二
批量伤员、分类救治

环境安全
解除环境威胁
远离危险源头
做好自我防护

报案内容
1. 事发地址
2. 伤员数量
3. 伤病情况
4. 已施措施
5. 联系方式
*保持电话处于接通状态

判断求救
求助旁观者、团队施救
救援电话120、119、110

拯救生命
心肺复苏·心脏除颤
控制大出血
解除气道阻塞

心肺复苏·心脏除颤
环境安全
判断呼救
30：2
使用AED*

创伤
通气
止血
包扎
固定
搬运

处理伤情
判断情况、科学处置

疾病
安慰镇静
减少活动
适当用药
尽快送医

保护伤员
通畅呼吸、平静休息
保持体温、心理支持

获得专业救援
报告经过、妥善交接

图 2-1 公众自救互救生存链

* AED：自动体外除颤仪。

第二节　环境安全与个人防护

在实施任何急救之前，我们首先要保证环境安全。

在开始施救前，要充分观察环境，考虑所有存在或潜在的危害和危险。繁忙的街道或停车场、未停在紧急停车区内且未规范放置紧急停车标志的车辆内、车祸有烟雾有汽油味或有火的现场、有电线坠落的区域、有明显烟雾的室内、爆炸现场、暴力

环境安全与个人防护

冲突现场、有明火的区域等都是不安全的场所；极端的温度、暴雨、大风、有潜在的结构崩溃（如地震现场、可能发生泥石流区域、危房附近等）、有异常气味的环境等也是不安全的。环境安全的判断意识应始终贯穿在急救过程中，随时注意周围是否发生任何对自己及患者造成危险的情况变化。有时虽然没有发现异常，但仍无法确定现场是安全的，此时也不能盲目施救。面对不安全的环境，首先是要报警或报告，而不是盲目进行处理。

即使环境是安全的，开始施救之前仍需要做好个人防护，可以根据实际情况和要求佩戴合适的个人防护装备，如安全眼镜或护目镜、工作靴、口罩、手套等。任何时候提供急救时都应戴上防护手套，如果患者正在出血或呕吐，还应戴上护目镜。如果需要脱除防护手套，由于存在感染风险，需要按正确的步骤进行：戴手套的一只手捏住另一只手套的外部靠近手腕的部分，将这只手套向下翻卷，直到手套里层全部暴露在外面，手从手套里脱出，戴手套的手抓握住脱下的手套；脱出来未戴手套的手用两根手指从仍戴在另一只手上的手套袖口内侧插入，脱除第二只手套，使其里层全部暴露在外面，另一只手套则包裹在里面。如果手套上有血液或血性物质，需要将手套放入专门的生物危害性废品袋或可密封的塑料袋内再弃置。手套脱除后一定要用肥皂和大量的水洗手，以防有血液或其他体液接触双手。

在实施急救时，注意手卫生有利于保护自己和其他人，务必在接触患者之前以及之后洗手。用干净的流水淋湿双手，抹上肥皂，按七步洗手法（内外夹弓大立腕）将手揉搓干净后，用大量流水彻底冲洗双手。有时现场不能立刻洗手，可以用免洗洗手液洗手，双手涂抹洗手液按七步洗手法（内外夹弓大立腕）互相揉搓，然后让洗手液风干，但之后仍需要尽快用肥皂和流水洗手。

参考文献

［1］Roy L. Alson，Kyee H. Han，John E. Campbell. 国际创伤生命支持教程［M］. 8 版. 北京：科学出版社出版，2018.

［2］曹钰，李东泽. 2017 年美国心脏协会心肺复苏与心血管急救指南更新解读——成人基础生命支持和心肺复苏质量［J］. 华西医学，2017(11)：1696-1698.

［3］Raymond E. Swienton，Italo Subbarao. 灾难急救基础生命支持课程［M］. 上海：上海科学技术出版社，2016.

第三节　心肺复苏与电除颤

心脏骤停是指心脏射血功能突然终止，造成全身血液循环中断、呼吸停止和意识丧失。很多原因可以造成心脏骤停，如意外：溺水、触电、麻醉意外等；如呼吸系统情况：窒息、气管异物、喉痉挛等；如神经系统情况：脑疝、脑水肿、癫痫持续状态、脑外伤等；如循环系统情况：先天性心脏病、心肌病、心肌炎、心律失常、休克等。此外，代谢及电解质紊乱、过敏、中毒等也可能造成心脏骤停。成人心脏骤停最常见的原因是心脏问题。

心肺复苏与电除颤

至今心脏骤停在全球范围内仍然是主要死亡原因之一，全球约每90秒发生一例心脏骤停，全球每年因心脏骤停发生死亡的人数约为1700万，在中国每年因心脏骤停发生死亡的人数约55万。心脏停止射血后，全身脏器（尤其是大脑和心脏本身）得不到血供，会出现因缺氧造成的各种损伤。随着心脏停止射血，患者会出现晕厥、抽搐、瞳孔散大、瞳孔固定等各种表现。心脏停止射血4~6分钟后，大脑细胞发生不可逆损害。大量实践证明，心脏骤停发生4分钟内开始进行复苏者，约一半人可能被救活；4~6分钟内开始进行复苏者，约10%可能被救活；而超过6分钟开始进行复苏者，存活率仅为4%。因此，当心脏骤停发生时，越早得到救治，存活的机会越大。80%以上的心脏骤停发生在医院以外的地方，这就使应急第一响应人的施救变得尤为重要。

心肺复苏基本生命支持术又称徒手心肺复苏（心肺复苏简称CPR），指专业或非专业人员在不用任何设备的情况下来保证患者气道通畅，支持呼吸和循环，维持患者心脏、脑和其他重要组织的供氧的一项操作技能。这项操作包括胸外按压、开放气道和人工呼吸，其中最重要的是胸外按压。胸外按压是建立人工循环的主要方法，其原理是胸泵机制和心泵机制：通过胸外按压不但可以使胸腔内压力升高，而且压力直接作用于心脏，从而维持一定的血液流动，配合人工呼吸可以为大脑和心脏等重要器官提供一定的含氧血流。

心肺复苏要按胸外按压、开放气道、人工呼吸的顺序来实施，施救的步骤如下。

（1）第一步：确保施救环境是安全的。

（2）第二步：识别心脏骤停。轻拍患者双肩，在患者双耳边大声呼唤，如果患者无反应（身体不动、不发声、不眨眼、也不以其他方式作出回应），则判断为意识丧失。患者无反应就应该启动急救系统（拨打120急救电话）、考虑获得自动体外除颤仪（AED）。接着进行呼吸判断：视线尽量与患者胸部平行地观察胸廓有无起伏，时间为5~10秒之内，若无胸廓起伏或只有喘息样呼吸，则判断为无呼吸。只有无反应且无呼吸的患者才需要立即进行心肺复苏。

（3）第三步：实施心肺复苏。按胸外按压、开放气道、人工呼吸的顺序来实施。先从胸外按压开始（图2-2，图2-3），患者应仰卧于坚硬平面，暴露前胸部。施救者在患者的一侧，膝关节与患者在同一平面，施救者双膝分开与肩等宽，让患者乳头连线通过施救者正中线。胸外按压部位是胸骨下半部（通常取两乳头连线中点），用一只手掌根部放在按压部位，另一只手叠加紧扣其上，手指翘起，尽量不触及胸壁，按压时上半身前倾，腕、肘、肩关节垂直，以髋关节为支点，垂直向下用力，借助上半身的重力垂直进行按压。每次按压后应让胸廓完全回弹，放松时双手不要离开胸壁，按压和放松的时间相等。高质量的按压强调快速、有力，按压时频率为100~120次/分钟，按压深度为胸骨下陷5~6厘米（成人），儿童和婴儿的按压深度至少为胸部前后

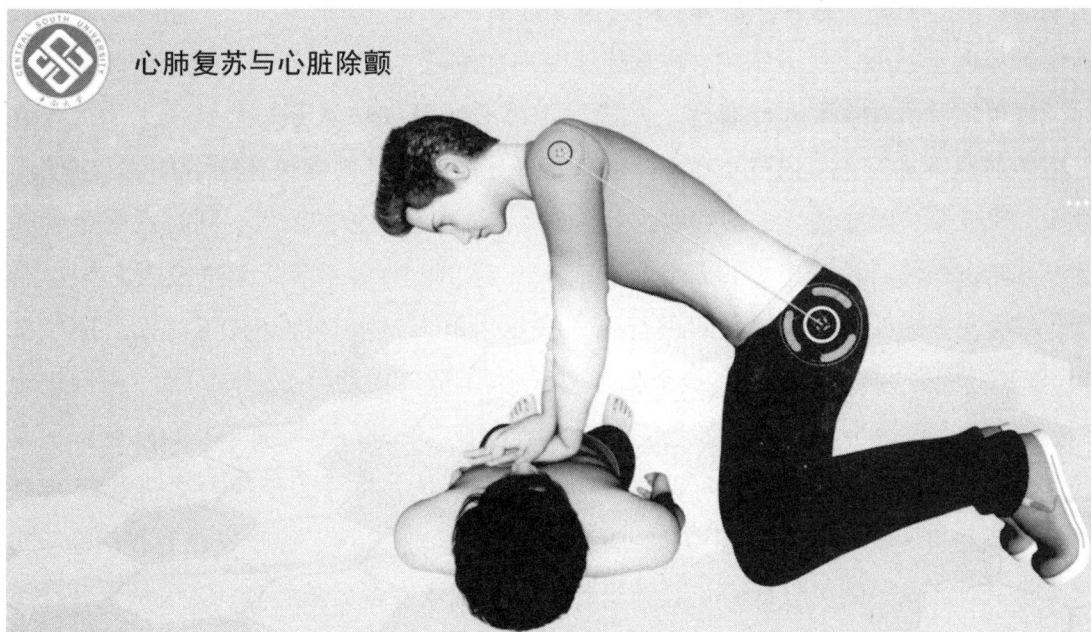

图 2-2　心肺复苏

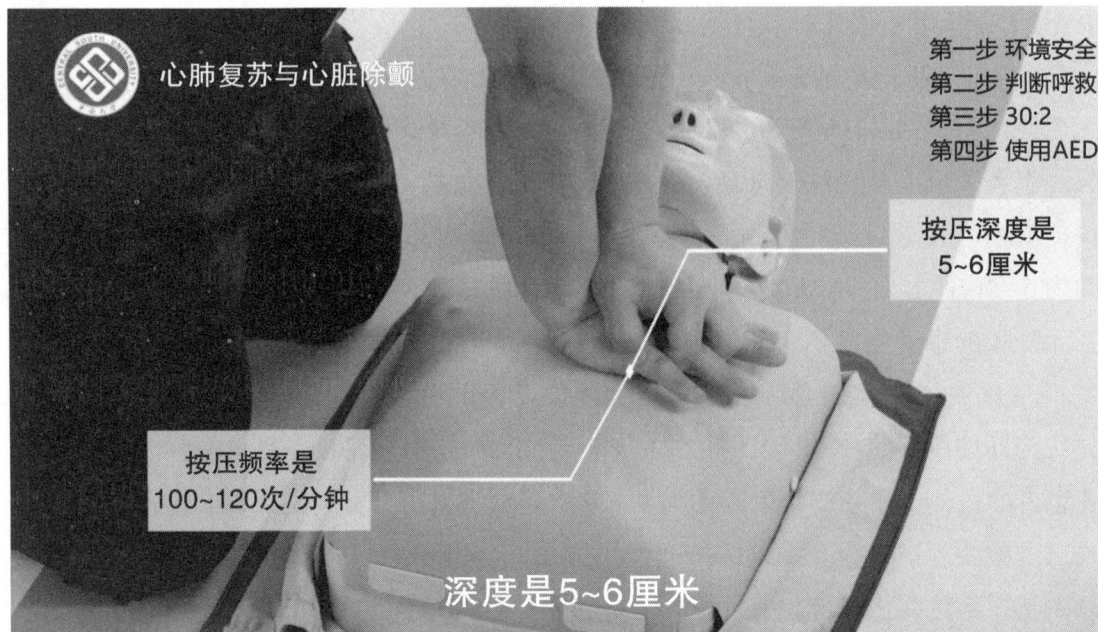

心肺复苏与心脏除颤

第一步 环境安全
第二步 判断呼救
第三步 30:2
第四步 使用AED

按压深度是
5~6厘米

按压频率是
100~120次/分钟

深度是5~6厘米

图 2-3　胸外按压

径的 1/3(儿童约 5 厘米,婴儿约 4 厘米),施救者应尽量减少按压的中断,每次中断时间控制在 10 秒内,胸外按压 30 次后开始进行 2 次人工通气。人工通气可采用仰头抬颏法:将一手置于患者前额部,用力使头部后仰,另一手的食、中两指置于下颏骨骨性部分向上抬颏。使下颌尖、耳垂连线与地面垂直,以畅通气道,如果在开放气道时发现可清除异物,可进行清理。保持呼吸道通畅是成功复苏的重要一步。在开放气道的前提下进行人工通气 2 次,捏住患者鼻子,以自己的嘴包住患者的嘴(应使用纱布、呼吸保护膜或透气的棉织物进行隔离),给患者 1 秒的吹气,同时观察患者胸廓是否抬起,然后松开患者口鼻,待患者气体呼出,胸廓回落。无论是否有胸廓起伏,两次人工通气后都应该立即进行胸外按压。单人施救时胸外按压与人工通气按 30∶2 进行(图 2-4,图 2-5)。5 个胸外按压/人工通气周期(约 2 分钟)后,再次进行呼吸判断(时间为 5~10 秒),如仍无呼吸,则立即重新进行心肺复苏;如已有胸廓起伏,则帮患者恢复衣物穿着,等待 120 急救人员到达,并每 2 分钟再次进行呼吸判断。如果在进行心肺复苏过程中,患者开始活动身体、发声、眼球或睫毛有活动,或者作出其他反应,则可立即停止心肺复苏。如果现场有多名施救者,应该每 2 分钟或每 5 个胸外按压/人工通气周期后,或施救者感到疲劳时进行胸外按压人员的交换,以保证按压的效果。

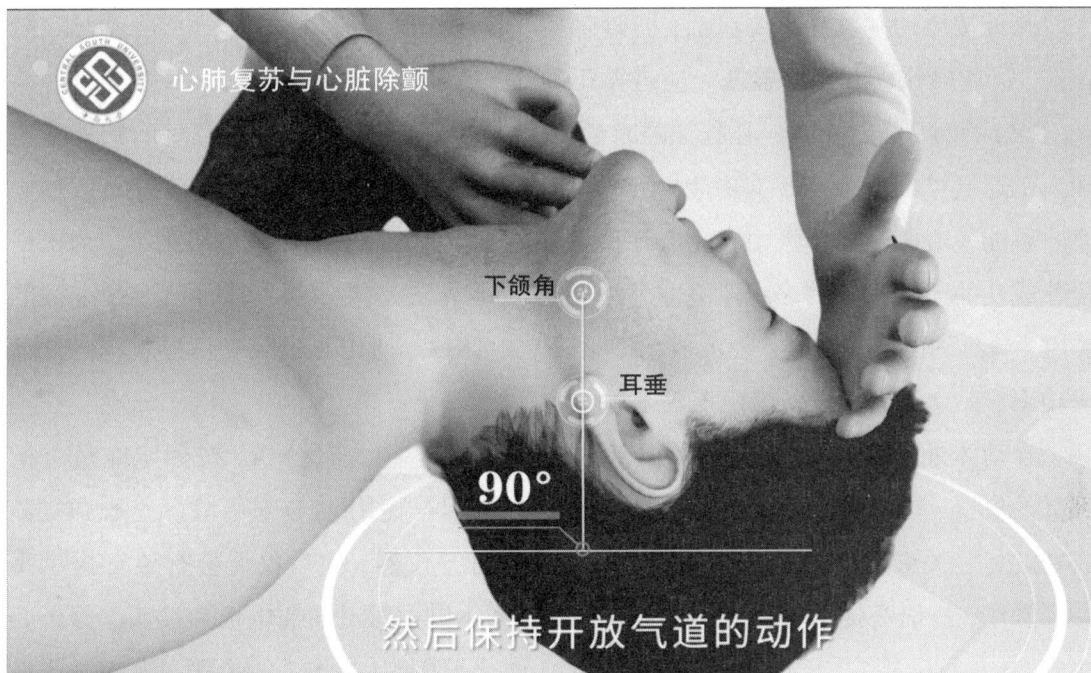

图 2-4　开放气道

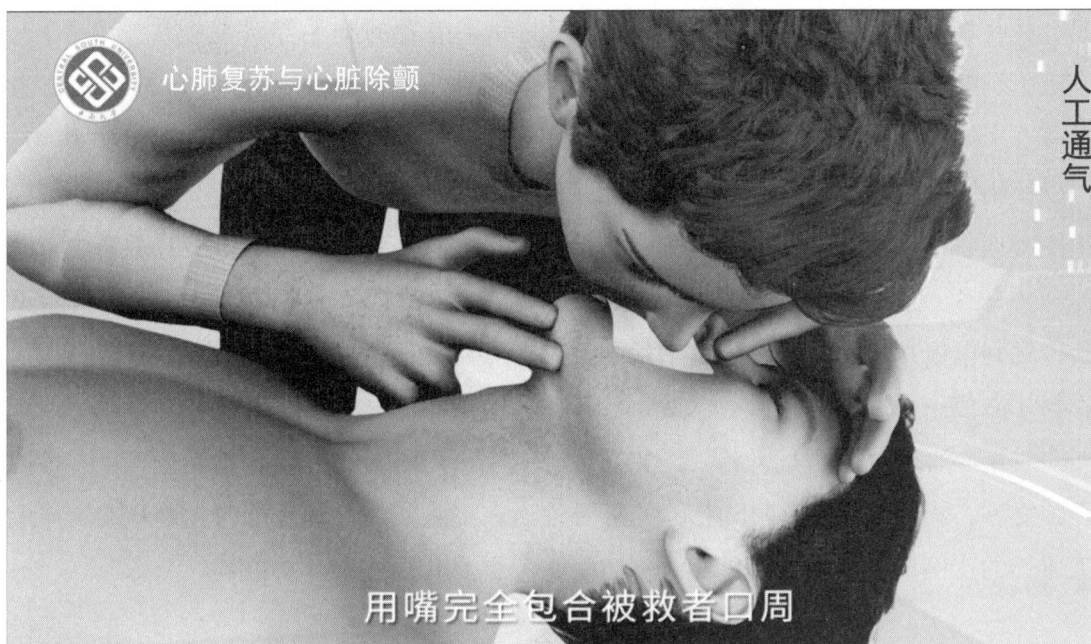

图 2-5　人工通气

胸外按压的并发症主要包括：肋骨骨折、心包积血或心脏压塞、气胸、血胸、肺挫伤、肝脾撕裂伤和脂肪栓塞。应遵循正确的操作步骤，尽量避免并发症发生。

（4）第四步：电除颤。心脏骤停时最常发生的心律失常是室颤。及时的胸外按压和人工通气可部分维持心脑功能，但不能将室颤转为正常心律，而迅速恢复有效的心律才可能使心脏本身出现由自主心律所耦联的机械收缩，从而出现心脏射血，这正是复苏成功的至关重要的一步。终止室颤最有效的方法是电除颤，时间是治疗室颤的关键，每延迟除颤 1 分钟，复苏成功率下降 7%～10%，所以尽早除颤可显著提高复苏成功率，一拿到除颤设备就应该马上除颤。

自动体外除颤仪（AED）是一种能够自动对患者心律进行分析，按固定能量进行除颤的仪器，任何人均可操作。尽早取得 AED 并尽早使用 AED 进行除颤是心肺复苏成功的另一关键。AED 的使用简单方便，首先打开仪器，之后仪器会有语音提示每一步操作，按语音提示进行操作，一般会有按图示贴电极片、插电极片插头、分析心律（仪器自行分析）、充电（仪器自行充电）、电击（需要人操作）的步骤，确保仪器在分析心律的时候不要有人碰触患者。在按下电击键前一定要再次确认没有人碰触患者，以保证安全除颤。电击结束后立即从胸外按压开始进行心肺复苏。

一些特殊情况可能会影响 AED 的使用。如果患者的胸毛导致电极片无法粘贴，应迅速剃掉电极片放置部位的毛发；如果患者躺在水中，不可使用 AED，应快速将患者移至干燥区域，擦干前胸部的水后再使用 AED；如果患者躺在雪地里或小水坑中，可以使用 AED，但仍需擦干前胸部的水后再使用；如果患者已植入除颤器或起搏器，不要直接将电极片贴在植入装置上；如果患者身上有药物贴片影响电极片放置，应撕掉药物贴片，擦拭干净后再贴上电极片；如果患者佩戴的首饰不妨碍电极片放置且不会接触到电极片，就无须摘掉首饰后再使用 AED；必须脱掉内衣和患者胸部的其他衣物才能使用 AED。

对于心脏骤停的现场救治，近年来越来越强调早期开始以高质量按压为核心的心肺复苏，早期除颤以及团队复苏的重要性。在多人实施心肺复苏时，胸外按压与人工通气的比例成人依然按 30∶2 进行，而儿童和婴儿则按 15∶2 进行。

参考文献

[1] 葛均波，徐永健，王辰.内科学[M].9 版.北京：人民卫生出版社，2019.

［2］沈洪，刘中民.急诊与灾难医学［M］.3 版.北京：人民卫生出版社，2018.

［3］朱威，徐佳，陆远强.《2020 年美国心脏协会心肺复苏及心血管急救指南》成人生命支持部分建议内容分析［J］.中华危重症医学杂志（电子版），2020，13（5）：379-381.

第四节 开放气道与气道异物处理

人们可能会出于很多不同的原因出现轻度或重度的气道阻塞，如支气管哮喘发作、过敏反应、某些疾病或情况导致失去意识后的舌根后坠、气道异物等，这时患者可能出现呼吸困难，表现为呼吸非常快速或非常缓慢，或每次呼吸都有困难，或在空气吸入或呼出时可以听见气道内声响或哮鸣音，或在两次呼吸之间只能发出声音或只能说出几个字而不能说出句子，此时需要我们尽快采取措施帮助患者挽救生命。

（一）人工通气

手法开放气道是现场可以帮助患者打开气道的重要方法，一般分为仰头提颏法及推举下颌法两种。

（1）仰头提颏法：施救者用靠近患者头侧手的小鱼际放在患者前额处向后施压，另一只手放在患者下颏的骨性部分将患者的下颏向上提起，使患者的鼻尖与耳垂的连线垂直于地面，这样可以有效开放气道。有时也可用一只手压住患者前额，另一只手抬起患者颈部，从而使头部后仰开放气道，这也称为仰头抬颈法。

（2）推举下颌法：施救者站在患者头侧，用双手握住患者下颌角向前推举下颌，使下颌向前移动，这样可以开放气道。这种方法避免了颈部过度移动，一般用于怀疑有颈椎或者颈髓损伤的患者。

在用手法帮助患者开放气道的同时，随时观察患者呼吸情况有无改善，直到医务人员到来。如患者无呼吸，则需要马上进行心肺复苏。

（二）气道异物

如果食物或其他异物卡在咽喉部气道处则可阻塞气道，阻碍空气进入肺部，此时就会发生窒息。轻微的气道阻塞可以说话、发声及咳嗽，此时只需要站在患者身旁让他尽量咳嗽，咳出异物即可。严重的气道阻塞时患者无法呼吸、不能发声或说话，

气道异物处理
（海姆立克法）

常常面色紫绀，有时患者用一只手或两只手抓住自己的颈部，表现出窒息征象，此时应迅速采用海姆立克法帮助患者解除窒息。

海姆立克法：施救者以双腿呈弓步站立在患者身后，用双臂分别从患者两腋下前伸并环抱患者。一手握拳，虎口贴在患者胸部下方，肚脐上方的上腹部中央，另一手从前方握住这只握拳的手，然后用力向患者上腹部内上方猛烈施压，快速冲击腹部。这样由于腹部下陷，腹腔内容物上移，迫使膈肌上升而挤压肺及支气管，从而可能将异物从气管内冲出。施压完毕后立即放松手臂，然后再重复操作，直到异物被排出，患者能呼吸、说话或咳嗽为止。如果异物无法被清除，患者失去了反应，则需要立即开始心肺复苏，并且在每次打开气道通气时看看有无可清除异物，如果有，则立即清除。

对于极度肥胖或怀孕后期发生呼吸道异物堵塞的患者，应当采用胸部冲击法，站立姿势同前，只是将握拳手的虎口贴在患者胸骨下端进行胸部冲击而不是腹部冲击，注意不要偏离胸骨，以免造成肋骨骨折。

发生急性呼吸道异物阻塞时如果身边无人，患者也可以自己实施腹部冲击，手法相同，或将上腹部压向任何坚硬、突出的物体上，并且反复实施。

参考文献

[1] 蔡文伟，李恒杰. 全球复苏联盟提高院外心脏骤停生存率的十项举措[J]. 中华急诊医学杂志，2021，30(1)：12-14.

[2] Roy L. Alson, Kyee H. Han, John E. Campbell. 国际创伤生命支持教程[M]. 8版. 北京：科学出版社出版，2018.

[3] 中国研究型医院学会心肺复苏学专业委员会. 2016 中国心肺复苏专家共识[J]. 中华卫生应急电子杂志，2017，3(1)：12-36.

[4] 王立祥，孟庆义，余涛. 2018 中国心肺复苏培训专家共识[J]. 中华危重病急救医学，2018，30(5)：385-400.

[5] 李宗浩. 紧急医学救援[M]. 北京：人民卫生出版社，2013.

第五节　止血、包扎

止血和包扎是外伤处理中的重要步骤，目的是控制出血、保护伤口、减少感染，促进伤口愈合。

止血是处理外伤的关键环节，通过物理、化学或生物手段，使血液从流动状态变为凝固状态，用以有效控制出血。止血的方法有多种，如直接压迫、使用止血带、应用止血药物等。在止血过程中，血管收缩、血小板聚集和凝血过程等生物化学反应起着关键作用。

止血、包扎

包扎是外伤现场应急处理的重要措施之一。包扎的材料最好为干净的医用纱布和绷带等，正确的包扎方法可以快速有效地控制出血，减轻患者痛苦，并为后续的治疗做好准备。

对于创伤严重的伤员，止血包扎仅是挽救生命的第一步，利用现场条件进行快速处理，并立即拨打120急救电话呼救。

止血包扎的急救具体步骤如下：

首先确认现场安全，有条件时携带急救箱，做好个人防护。然后接近伤员，表明身份和意图。

对于表浅量少的出血，用无菌纱布或创可贴略施压覆盖创面（图2-6），即能起到止血效果。如创面有污染，则需要就医处理。

对于小动脉、静脉、毛细血管出血，常用敷料和绷带进行加压包扎，起到止血和隔离保护创面的作用，出血量较多时，用厚敷料绷带以螺旋式均匀用力包扎（图2-7），前两圈重叠，第三圈开始覆盖前一圈的1/3或1/2，露出肢体末端以观察血运。

如敷料和绷带很快被血液浸湿，说明伤口仍有出血，此时不要移除敷料，可用双手压迫敷料，施以更大的压力进行止血，并增加敷料进行再次包扎，协助伤员尽快就医。

如伤口处有异物嵌入时（图2-8），原则上禁止取出异物，应将异物固定在原位，避免其移位，与伤员一并就医处理。

止血 包扎

略施压 覆盖创面

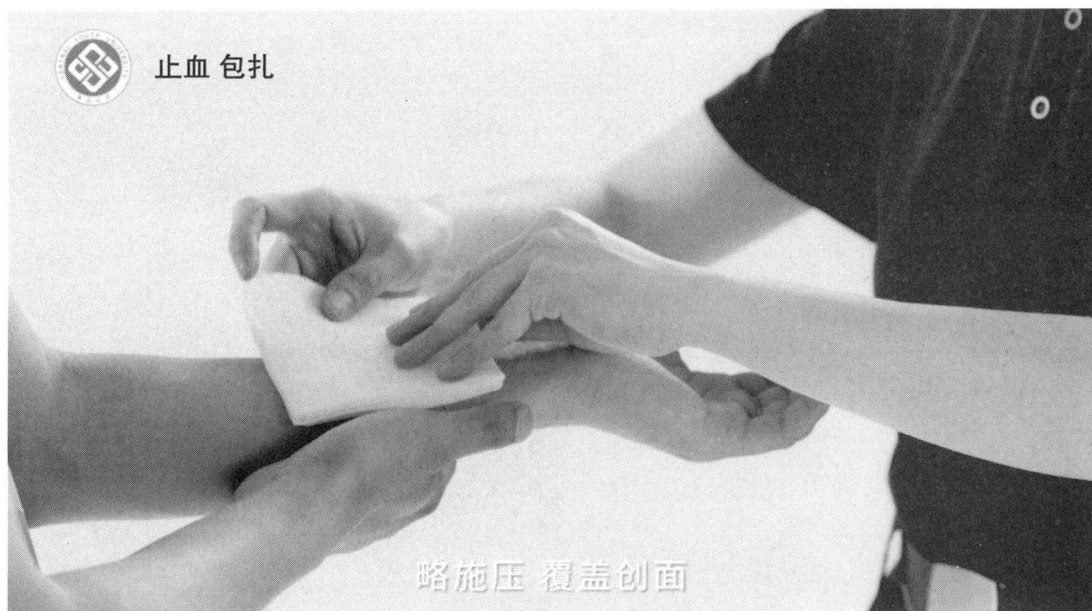

图 2-6 加压、覆盖创面

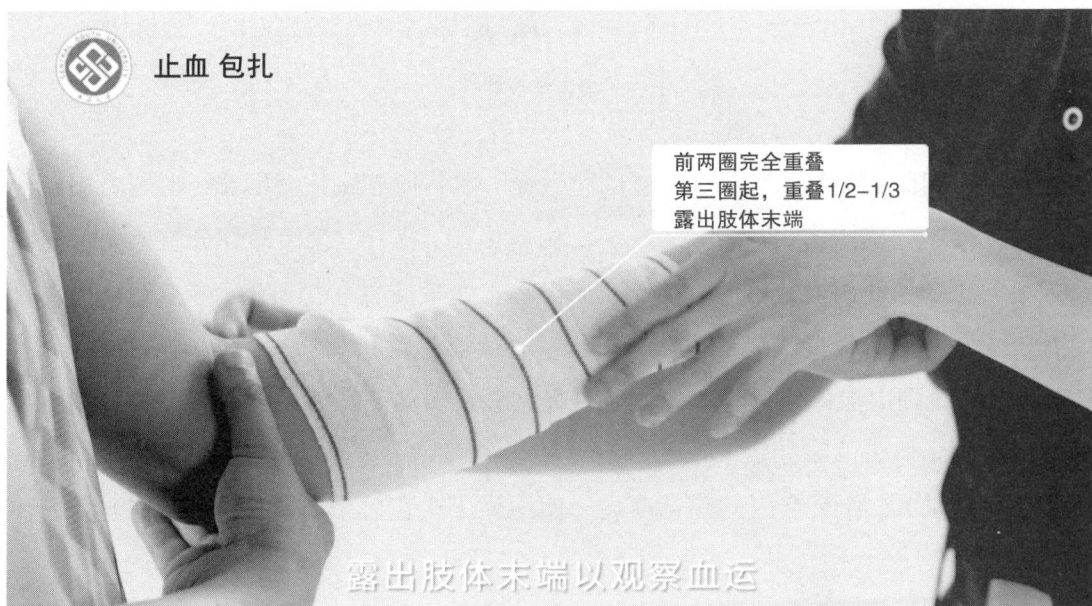

止血 包扎

前两圈完全重叠
第三圈起，重叠1/2-1/3
露出肢体末端

露出肢体末端以观察血运

图 2-7 螺旋式包扎

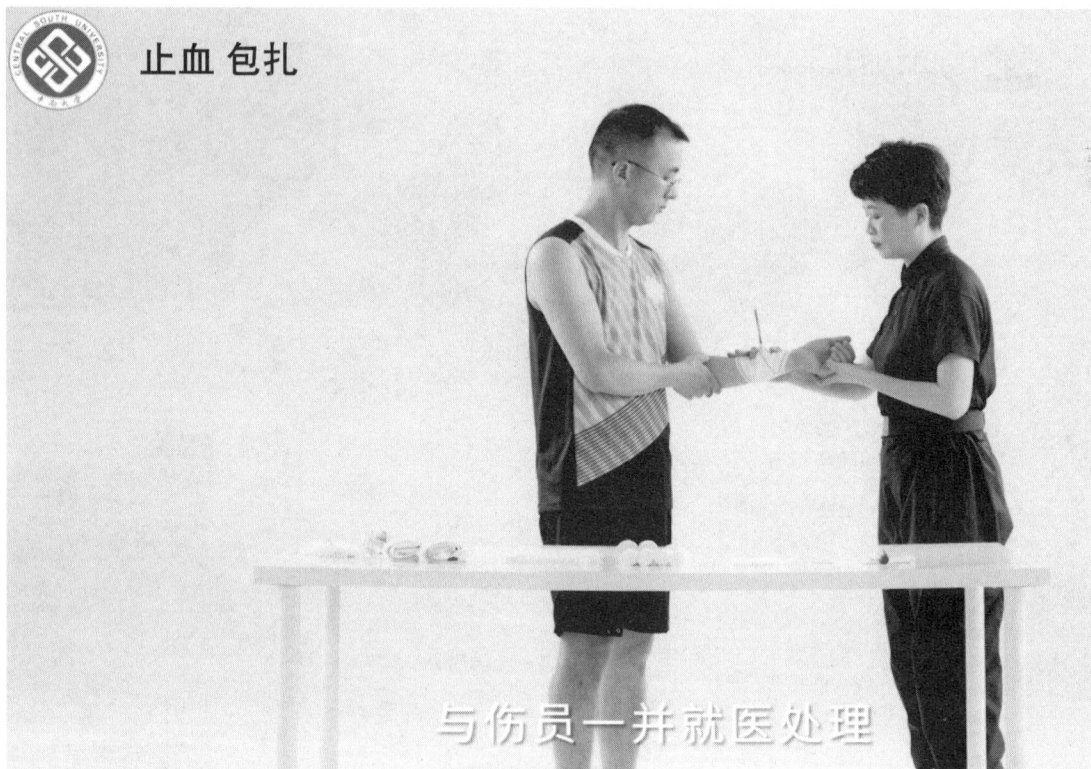

止血 包扎

与伤员一并就医处理

图 2-8　异物嵌入

发生在四肢的动脉性出血，可能凶险致命，如其他方法止血困难，则需要用旋压式止血带控制。旋压式止血带（图 2-9），由自由端、搭扣、绞棒等部分组成。首先将厚敷料紧压在创面出血处临时控制出血，再将止血带放置在伤口近心端，距离出血部位 5 厘米处。止血带自由端环绕肢体一周，通过搭扣反折后拉紧，经自粘贴面固定。旋转绞棒，直到出血停止。将绞棒固定，避免滑脱松动。然后用红色记号笔，在醒目处记录启用止血带的时间点。绞棒只有旋转得足够紧，止血带才能压闭动脉而止血。旋紧的力量很大，伤员会因此感觉疼痛。使用旋压式止血带后要尽快就医，避免肢体坏死。

在急救现场，可用干燥清洁的衣物布类替代敷料和绷带，用绳索、胶带等替代旋压式止血带，处理后尽快就医。

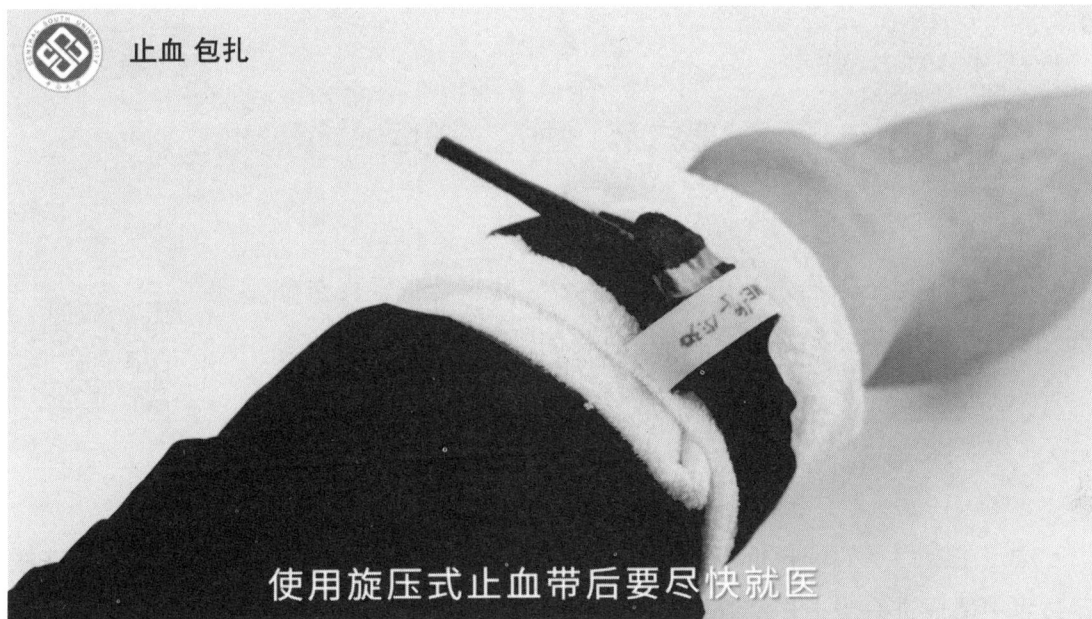

图 2-9　旋压式止血带

参考文献

[1] 赵玉沛，陈孝平，杨连粤.外科学[M].3 版.北京：人民卫生出版社，2015.

[2] 国务院.中国公民健康素养——基本知识与技能（2024 年版）.国卫办宣传函〔2024〕191 号.https：//www.gov.cn/zhengce/zhengceku/202405/content_6954649.htm.

第六节　固定、搬运

固定和搬运是外伤急救中的重要环节,目的是减轻伤员痛苦、防止二次伤害,以及为后续治疗创造有利条件。

一、固定

固定主要用于处理骨折、关节脱位等外伤情况,目的是稳定受伤部位,防止在搬运过程中造成进一步损伤。

固定的方法有多种,常见的包括夹板固定法、绷带固定法等。固定材料最好用夹板,如没有夹板则就地取材,可利用木棍、雨伞、杂志等,也可利用自身固定(图2-10),如上肢可固定于躯干,下肢利用对侧肢体固定,手指可与邻指固定。

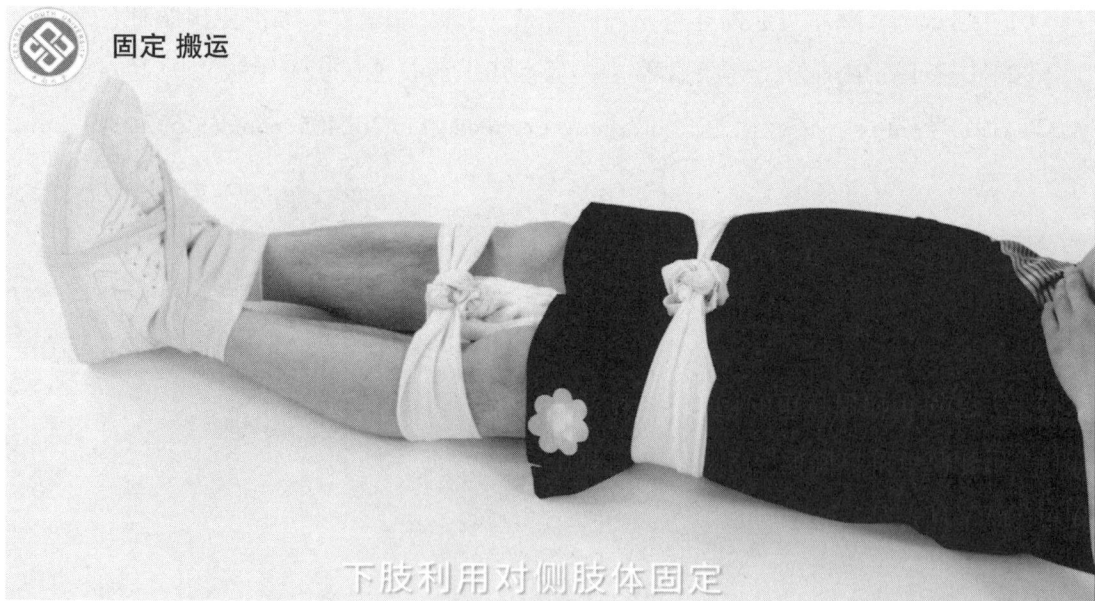

图2-10　利用自身固定

以夹板为例(图 2-11),固定的步骤如下。

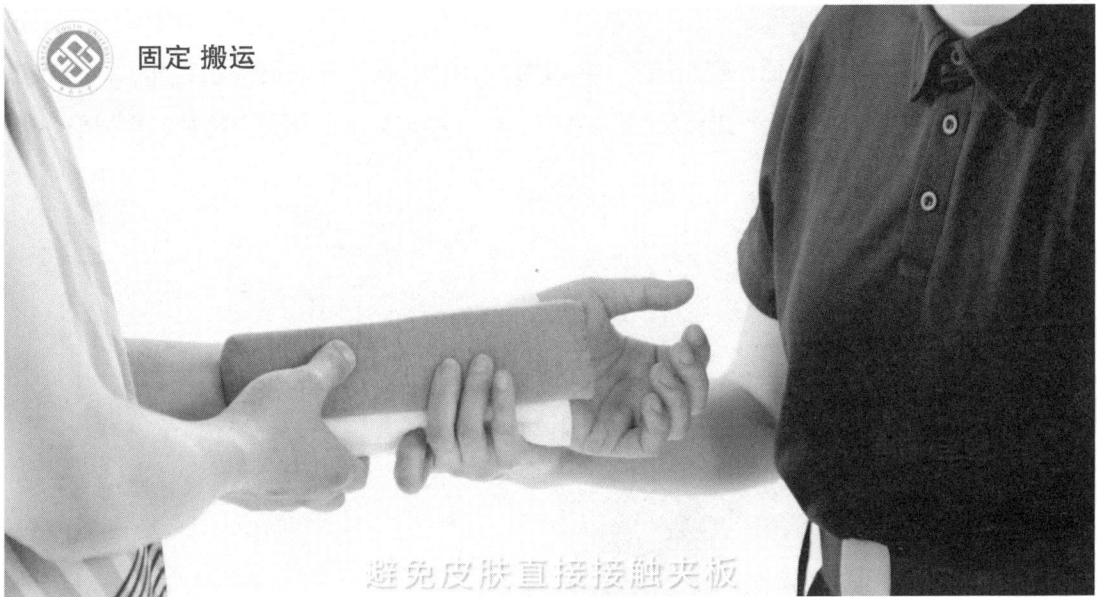

图 2-11 夹板固定

用清洁敷料覆盖伤口,将纱布或者棉垫衬垫于肢体与夹板之间,需要避免皮肤直接接触夹板。夹板要支撑骨折部位两端的关节,用绷带从肢体远端开始缠绕,注意松紧适度,以能插入一根手指为宜。暴露肢体末端以观察血运,受伤后肢体易肿胀,需要动态观察并调整松紧度,防止过紧导致肢体缺血坏死。如骨折断端暴露在外,不要试图将其推回原位,应尽量保持受伤时的位置,并尽快就医。

二、搬运

搬运是将伤员从危险环境中转移到安全地带。

在搬运过程中,需要注意以下几点:①根据伤情和受伤部位选择合适的搬运方法。对于脊柱或脊髓损伤的伤员,应采用平托法,保持头部与躯干呈直线;对于颅脑外伤的伤员,应去枕平卧,头偏向一侧或采用侧俯卧位;对于开放性气胸的伤员,应密闭胸部伤口,包扎后再进行搬运。②在搬运过程中要保持平稳,避免颠簸和摇晃,以防造成二次伤害。③对于伤情较重的伤员,应优先进行搬运,并尽快送往医院救治。

以下具体介绍三种常见的搬运方法。

（一）单人拖拽法（图2-12）

施救者从上方将双手插入伤员腋下，将其拖出现场；或解开伤员外衣纽扣，将外衣拉至头下进行拖拽，此法可保护其头部（图2-13），注意稳定头部与颈部，避免二次损伤。

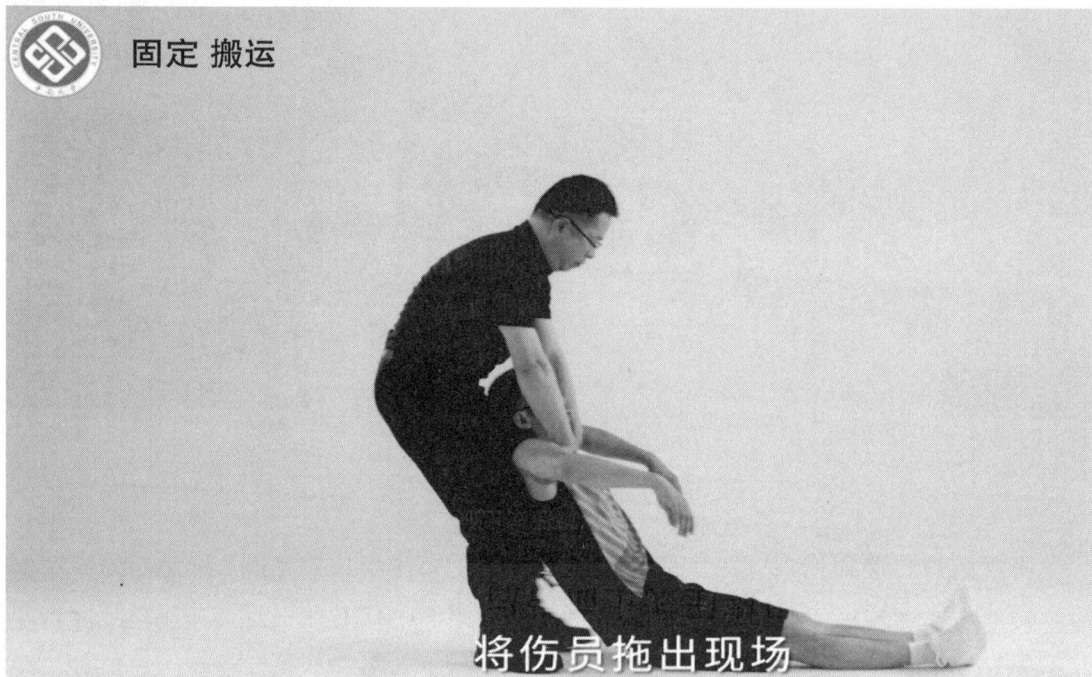

图2-12　单人搬运伤员

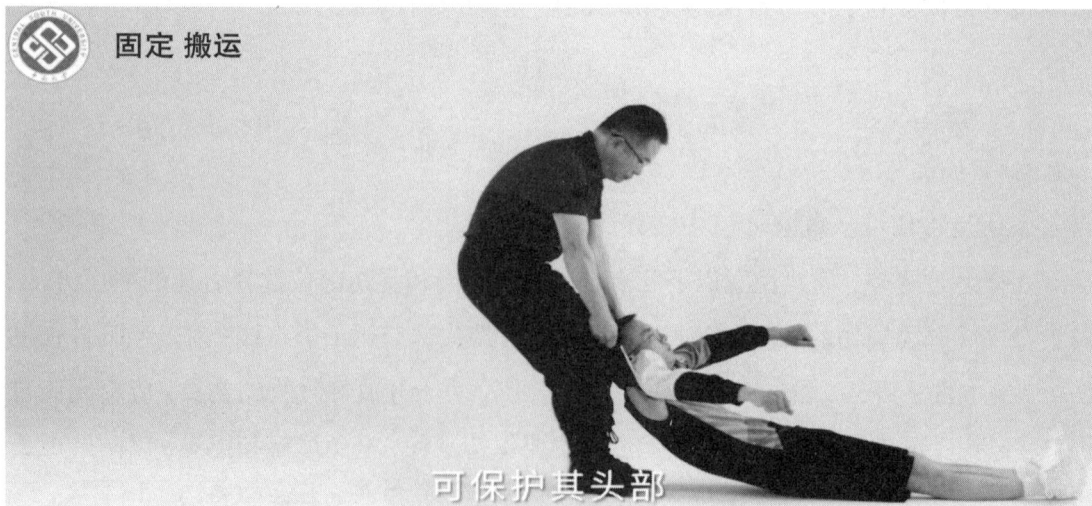

图2-13　保护伤员头部

(二)多人搬运法(图 2-14)

在伤员意识不清,伤情不明或可能有脊柱损伤时,使用该法。需要多位施救者单膝跪于伤员同侧,手臂分别斜插于伤员头颈部、胸腰部、臀部及下肢,将其水平托起置于硬质担架上。搬运时,施救者必须步调一致,不能扭曲伤员身体。如怀疑颈椎骨折,要有专人牵引固定头部。

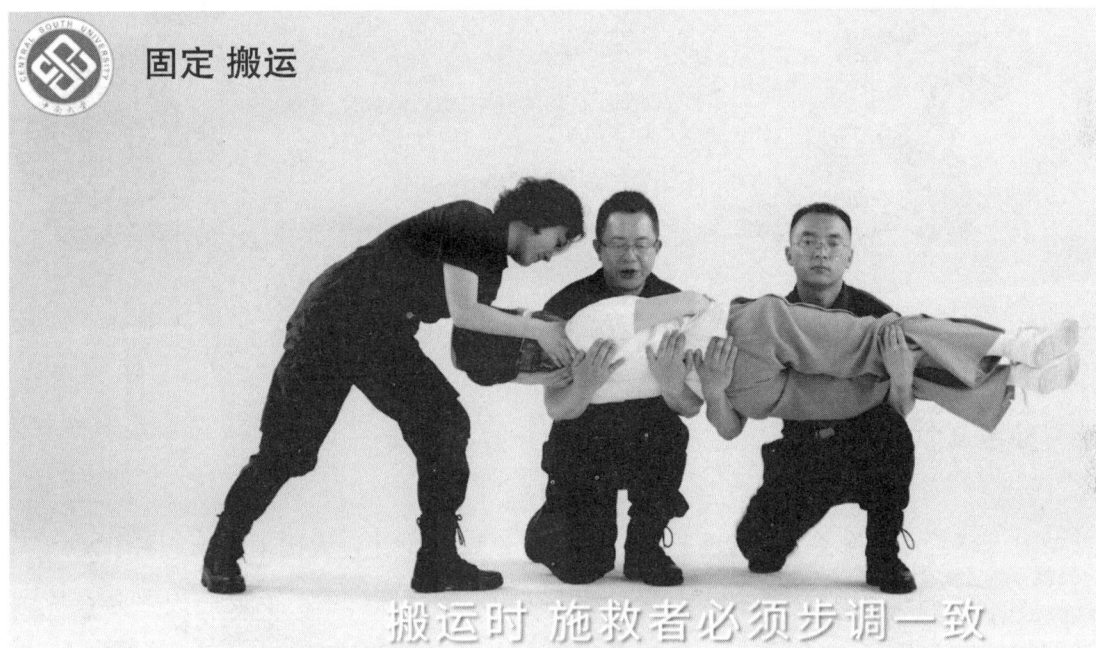

图 2-14 多人搬运伤员

(三)使用铲式担架

此法主要针对救援人员少、可能有脊柱损伤、多发性骨折等不易搬运的情况。具体方法是:将铲式担架的两页分别置于伤员身侧,连接铲式担架的铰接端,向中线合拢两页,插入接头确保连接到位,伤员即被置于担架之上(图 2-15)。

总之,固定和搬运是外伤急救中必不可少的两项操作,应根据伤员的伤情、现场环境与可获取的材料、施救者人数等进行综合评估,选择合适的方法对伤员实施固定和搬运。

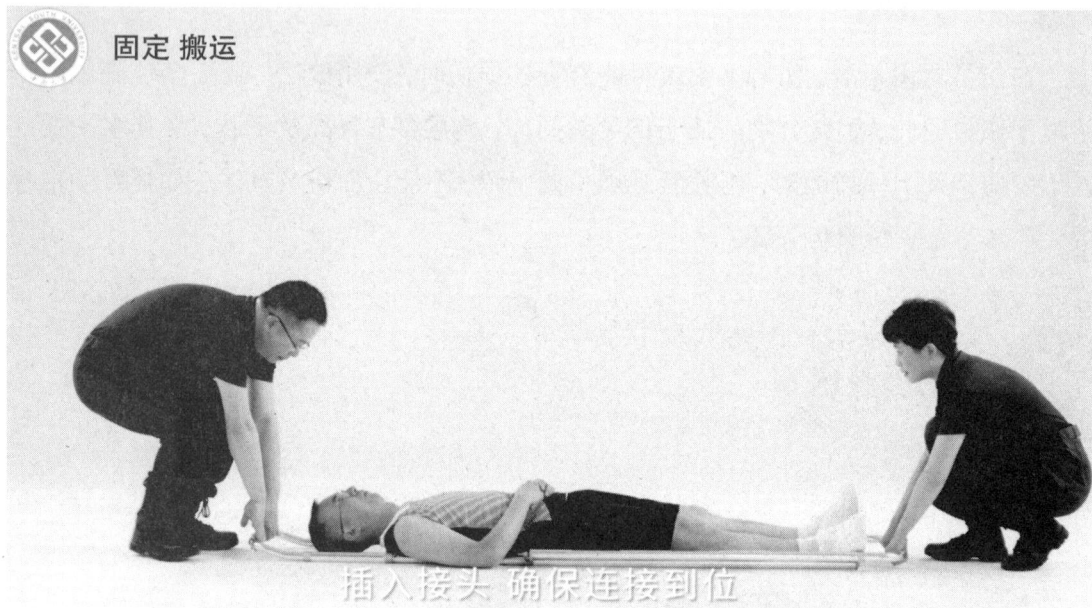

图 2-15　担架

参考文献

［1］赵玉沛，陈孝平，杨连粤.外科学［M］.3 版.北京：人民卫生出版社，2015.

［2］国务院.中国公民健康素养——基本知识与技能（2024 年版）.国卫办宣传函〔2024〕191 号.https：//www. gov. cn/zhengce/zhengceku/202405/content_6954649. htm.

第三章

常见外伤与突发疾病的处置

第一节　擦伤、切割伤、穿刺伤

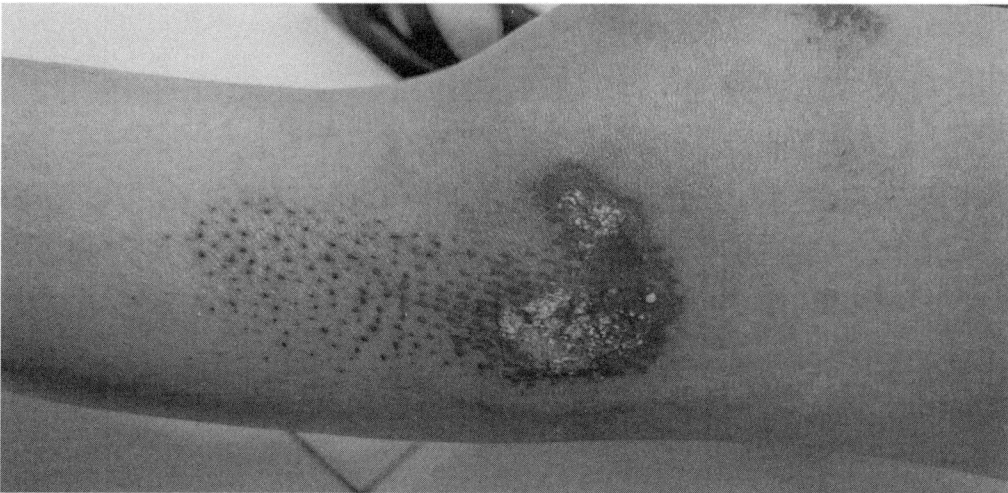

一、概述

（1）擦伤（图 3-1）：一般是指开放性的擦伤，也就是受伤部位皮肤或黏膜破裂，伤口与外界相通，常有组织液和血液自伤口流出。

擦伤、切割伤、穿刺伤

图 3-1　擦伤

（2）切割伤：是指皮肤、皮下组织或深层组织受到玻璃片、刀刃等锐器切割而发生破损裂伤。

（3）穿刺伤（图3-2）：多由尖锐利器穿破和刺入所致的损伤。如竹木、鱼骨、钉子、匕首等刺入穿破而引起的损伤。

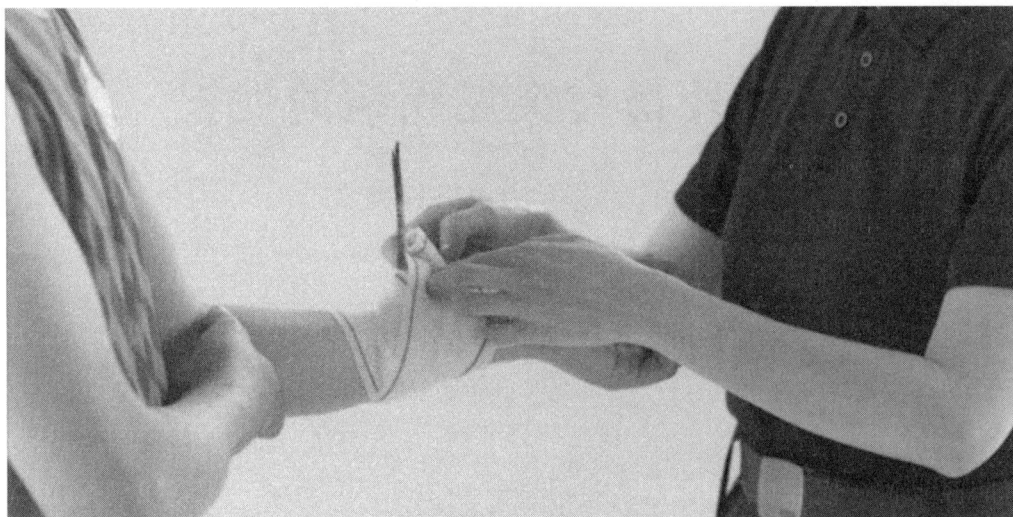

图3-2 穿刺伤

二、致伤因素

跌伤和撞伤、运动损伤、坠落伤、交通伤、锐器伤、机械伤等。

三、临床表现

（1）擦伤的特点：伤口表浅、面积较小，这类伤口表面经常附着一些沙子、泥灰之类的脏东西。

（2）切割伤的特点：切割伤大多数呈线形创伤，伤口长短、深浅不一；伤口浅，出血就少、伤口深则出血较多；严重的可切断肌肉、肌腱、神经等，甚至使肢体离断。

（3）穿刺伤的特点：创面小，但伤口深，流血较慢。

四、应急处理方法

（1）擦伤的处理方法：首先对伤口进行冲洗，一般可使用清水进行冲洗，伤口冲洗干净后用络合碘对伤口进行消毒。一般的擦伤可自行处理，但如果发现伤口一直有液体渗出或者出现白色脓点，则需要到医院进一步处理伤口。

（2）切割伤的处理方法：切割伤的处理根据损伤程度而定，如果切割的伤口比较短小，且两侧没有分开，清水冲洗伤口后用络合碘消毒，再用创可贴或者消毒纱布包扎。如果伤口较深长，出血较多时，必须立即进行止血。如果出现肢体离断，立即进行止血包扎，洁净敷料覆盖肢体离断部位，离断肢体部分放入防水塑料袋，将塑料袋放入装有冰块或者冰水的另一容器中，并标注时间，立即送往附近有条件实施断肢再植的医院。

请记住：不要将离断部位直接置于冰块上，因为低温会对其造成损伤。

（3）穿刺伤的处理方法：小锐器（竹木、钉子等）导致的伤口，建议立即拔除这类异物，挤出少量血液，冲洗伤口包扎后，到医院急诊进一步处理伤口。被较大锐器（匕首，水果刀等）刺伤时，不能自行拔出，应立即止血包扎后送往附近的医院。

参考文献

［1］赵玉沛，陈孝平，杨连粤.外科学［M］.3 版.北京：人民卫生出版社，2015.

［2］国务院.中国公民健康素养——基本知识与技能（2024 年版）.国卫办宣传函〔2024〕191 号. https：//www.gov.cn/zhengce/zhengceku/202405/content_6954649.htm.

第二节　扭伤与骨折

一、概述

（1）扭伤：是指四肢关节或躯体部位的软组织（如肌肉、肌腱、韧带等）的急性损伤，最常见于踝关节、膝关节、腕关节和腰部，多由剧烈运动或负重持重时姿势不当，或不慎跌倒、牵拉和过度扭转等原因引起，多数情况下无骨折、脱位、皮肤破损等情况。

扭伤与骨折

（2）骨折：是指骨的完整性和连续性中断。骨折大多是由外伤所受暴力造成的。临床常表现为外伤后局部出现疼痛、肿胀、活动障碍等症状，骨的畸形、反常活动、骨擦音（感）是骨折的专有体征。

二、致伤因素

不平整路面或上下楼梯时不慎踩空、重体力劳动或抬举重物、不慎跌倒或高处跌落时，着地姿势不当、剧烈的体育运动等都可导致扭伤。

直接暴力（车祸撞击、重物砸击、棍棒敲打等）、间接暴力（高空坠落导致脊椎骨折、走路滑倒时手掌撑地导致暴力通过手臂向上传导，发生桡骨远端、肱骨髁上等部位骨折等）、长距离行走、长期剧烈运动等原因积累都可以引起骨折，骨质疏松症、骨髓炎、骨肿瘤等疾病也可引起骨折。

三、临床表现

扭伤的主要特点表现为扭伤部位疼痛、肿胀和关节活动受限，可出现皮下瘀血、青紫瘀斑。

骨折的主要特点表现为受伤部位的疼痛、肿胀及肢体功能障碍，另外还出现骨折的专有体征：骨的畸形、反常活动和骨擦音。骨的畸形指骨折端可能会发生移位，导致肢体外观跟正常肢体不一样，如肢体双侧不对称、成角畸形、短缩畸形、突起、骨头刺出皮肤等；反常活动指正常时肢体不应该出现活动的地方出现异常活动；骨擦音指骨折断端相互触碰或摩擦时会产生的响声，在局部检查时，用手触摸骨折处可以感觉到这种声音，即骨擦感。

四、应急处理方法

（1）扭伤的处理方法：在受伤的身体部位放一块毛巾。然后，在覆盖损伤部位的毛巾上方放一个装有冰水的袋子。使用冰袋20分钟左右。

（2）骨折的处理方法：如果骨折断端穿透皮肤，用洁净敷料覆盖伤口，并根据需要使用夹板。如果创伤部位正在出血，应通过直接加压来止血，在固定夹板之前，在伤口部位放置敷料。

如果需要使用夹板固定（图3-3），注意事项为：急救箱内的医用铝制夹板、杂志书籍、树枝、木块等都可用作夹板。夹板固定时，应注意减少疼痛并尽量避免进一步创伤。夹板长度应大于损伤部位的长度，并能支撑损伤部位近端和远端的关节。如果使用的是硬质夹板，如木质夹板，需垫上衣服或毛巾等柔软物。

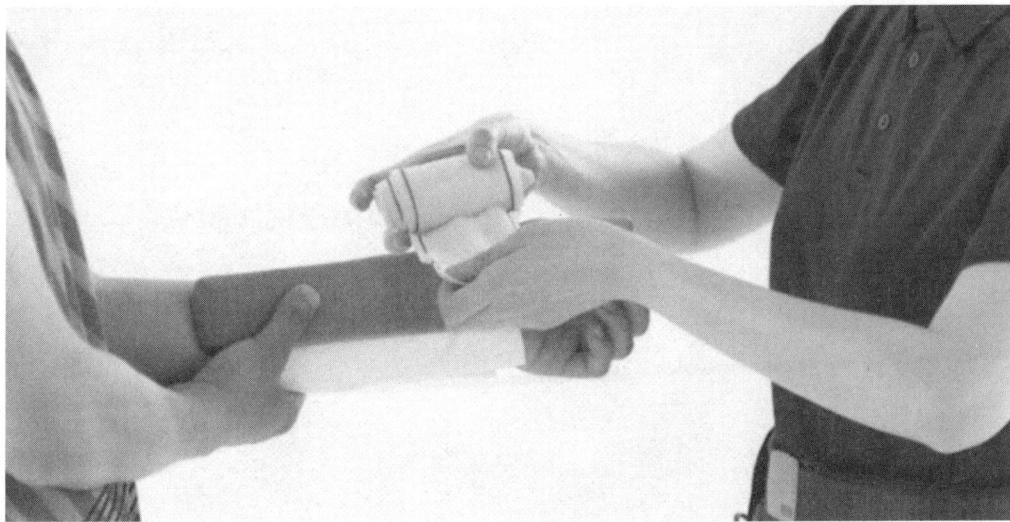

图3-3　夹板固定

如果没有任何材料用作夹板时,上肢骨折可用患者自己的身体充当夹板,将患侧手臂放在胸前,然后用另一只手臂支撑这只手,使其保持不动。如果一侧下肢骨折,可使用皮带或者布条将患侧肢体与健侧下肢固定在一起,以稳定骨折断端,减少骨折端移动,缓解疼痛症状。在医务人员接手伤员之前,尽量让伤员保持受伤肢体不动。

参考文献

[1] 赵玉沛,陈孝平,杨连粤.外科学[M].3版.北京:人民卫生出版社,2015.

[2] 国务院.中国公民健康素养——基本知识与技能(2024年版).国卫办宣传函[2024]191号.https://www.gov.cn/zhengce/zhengceku/202405/content_6954649.htm.

第三节　蛇与昆虫咬蜇伤

一、概述

（1）蛇咬伤：是指被蛇咬伤而造成的伤害，其中毒蛇咬伤占有毒动物导致人类中毒的首位。毒蛇咬伤是指人体被毒蛇咬伤后，毒素经伤口注入体内，从而引起的一种急性全身中毒性疾病。

蛇与昆虫咬蜇伤

毒蛇咬伤中毒是我国南方农村和沿海地区的常见病，以夏、秋两季多见，咬伤部位以四肢常见。据估计，我国每年的蛇咬伤病例达数百万，毒蛇咬伤者达 10 万～30 万人，70%以上是青壮年，病死率约为 5%，蛇咬伤致残而影响劳动生产者高达25%～30%。

（2）昆虫咬蜇伤：是指昆虫对人体的伤害。不同昆虫咬伤，对人体损害的严重程度及临床表现不同，轻者为轻度红斑、丘疹或风团，伴有不同程度的瘙痒、烧灼及疼痛感，重者可出现皮肤广泛损伤或坏死、关节痛等，严重的甚至引起全身中毒症状，导致过敏性休克而死亡。

二、致伤因素

在野外活动时无意中惊扰到蛇、故意玩耍或招惹蛇。

误入昆虫的活动范围惊扰到昆虫、劳动时碰触或戏弄蜂巢。

三、临床表现

（1）无毒的蛇咬伤特点：局部可见两排细小的锯齿状牙痕，伤口轻度疼痛，少量出血，无明显全身症状。有毒的蛇咬伤特点：会有较大的毒牙咬痕（呈"﹒﹒"或"：："

状），伤口疼痛明显，可能出现瘀斑、血泡、肿胀等情况，还可能伴有休克、急性呼吸衰竭等严重反应。

（2）昆虫咬蜇伤的致伤特点：一是利用毒刺伤人，如蜂、蜈蚣等；二是将毒汁或血液注入人体，如蚊、跳蚤、臭虫等；三是以虫体表面的毒毛或刺毛引起皮炎，如松毛虫、桑毛虫等；以蜂蜇伤为例，伤后立即有刺痛和灼痒感，很快局部出现红肿，中央有一瘀点，可出现水疱、大疱，眼周或口唇被蜇伤则出现高度水肿。严重者除局部症状外，还可出现畏寒、发热、头痛、头晕、恶心、呕吐、心悸、烦躁等全身症状或抽搐、肺水肿、昏迷、休克甚至死亡。蜇伤后7~14天可发生血清病样迟发超敏反应，出现发热、荨麻疹、关节痛等表现，毒蜂蜇伤者还可发生急性肾衰竭和肝损害等。

四、应急处理方法

针对被蛇或者昆虫咬蜇伤患者的急救措施，按照以下急救措施的步骤帮助患者。

（1）确保现场对施救者和被叮咬或咬伤者都是安全的，一定要尽快呼救，尽可能取得急救箱。

（2）如果不幸被蛇咬伤，尽早到正规医疗机构寻求专业治疗。等待救援时，可先对伤口进行冲洗（图3-4），用干净的布类或纱布包扎伤口，用络合碘消毒，注意尽量

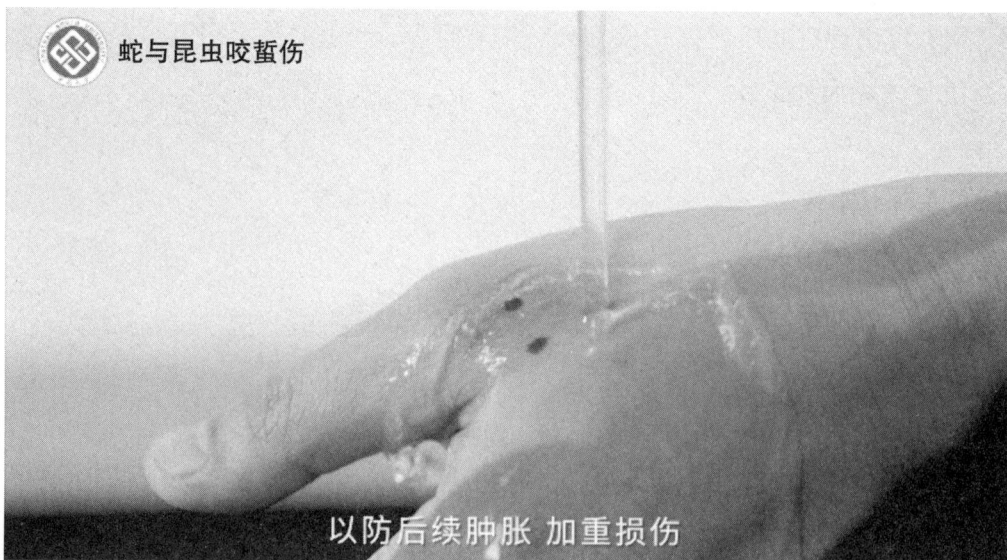

蛇与昆虫咬蜇伤

以防后续肿胀 加重损伤

图3-4 咬伤

避免使用含乙醇的消毒剂,以免刺激伤口;要保持伤口位置低于心脏,以免加速毒素进入全身血液循环,要减少毒素扩散;切勿用红酒、刀片等处理伤口,也不要过度束缚受伤部位,避免影响血液循环,造成肌肉坏死,同时不要试图吸出毒液,这样可能会加重伤情,甚至危及生命。

(3)如果被蜜蜂蜇伤,请用硬而钝的物体刮出而不是挤出蜇刺和毒囊,比如,信用卡或身份证的边缘。用流水和肥皂清洗蜇伤或咬伤区域。用毛巾裹住一袋冰水,将其置于伤口部位不超过20分钟。观察患者至少30分钟,确定是否出现严重过敏反应的征象。如有需要,准备使用急救箱中的肾上腺素注射笔。

参考文献

[1] 赵玉沛,陈孝平,杨连粤.外科学[M].3版.北京:人民卫生出版社,2015.

[2] 国务院.中国公民健康素养——基本知识与技能(2024年版).国卫办宣传函〔2024〕191号.https://www.gov.cn/zhengce/zhengceku/202405/content_6954649.htm.

[3] 朱元州,杜宇,荣霞.毒蛇致伤临床诊治专家共识[J].巴楚医学,2023,6(4):1-13.

[4] 四川省急诊医学专委会中毒与复苏学组.四川省蜂蜇伤规范化诊治专家共识[J].华西医学,2013,28(9):1325-1327.

第四节　热力与化学烧伤

一、概述

（1）热力烧伤：是指由于接触火焰、热液、热金属、蒸汽和高温气体（例如，沸水、蒸气、热食用油、火和热物体）而引起的损伤。儿童最常见的热损伤类型是烫伤，但对于成人来说，热损伤最常见的是由火灾引起的。

热力与化学烧伤

（2）化学烧伤：是指当活体组织暴露于腐蚀性物质（如强酸、强碱或氧化剂）或细胞毒性剂（如芥子气、砷化氢或二甲苯）时，发生的化学损伤。

热力和化学烧伤的区别在于引起组织坏死时间长短的不同。化学烧伤实际上并不像热力烧伤的"烧伤"。相反，化学烧伤是化学溶剂使组织蛋白凝固而引起的组织坏死。热烧伤的损害是瞬间的，而化学烧伤会持续性引起损害，直到化学物质完全清除或中和。此外，化学烧伤还可能导致严重的全身性中毒。

二、致伤因素

热力损伤主要致伤因素包括蒸汽、热液、火焰、高温气体、热金属等，损伤皮肤及黏膜组织。

化学损伤主要致伤因素包括各种刺激性和有毒的化学物质，例如，强酸、强碱、磷、芥子气等。

三、临床表现

烧伤深度不同，临床表现不同。

（1）Ⅰ度：仅伤及表皮浅层，生发层健在。表面干燥，呈红斑状，可有烧灼感。

（2）浅Ⅱ度：伤及表皮的生发层和真皮乳头层。局部红肿明显，有大小不一的水疱，内含淡黄色澄清液体，剥脱后创面红润、潮湿，伴明显疼痛。

（3）深Ⅱ度：伤及真皮乳头层以下，但仍残留部分网状层，深浅不一，可有水疱，去除水疱皮后，创面湿润，红白相间，痛觉较迟钝。

（4）Ⅲ度：也称焦痂型烧伤，全层皮肤烧伤，可深及肌肉、骨骼、内脏器官等。创面焦黄，甚至炭化，较硬，干燥无渗液，发凉，针刺和拔毛均无痛觉。

化学烧伤的分类较多，但患者的典型症状基本一致，均可出现剧烈疼痛、皮肤溃烂、肿胀等表现，严重时也可伴发其他症状，如乏力、呼吸困难、呼吸急促、高热、昏迷等。

四、应急处理方法

首先确保急救现场是安全的，尽可能取得急救箱。

按照以下急救步骤处理小面积热烧伤：立即用冷水给烧伤区域降温至少 10 分钟，不要用冰水。在可能的情况下，将烧伤区域一直置于流动的冷水下冲洗。用冷水冲洗烧伤区域（图 3-5），直至无疼痛感。也可以用一块干燥、非粘性的无菌或洁净敷料覆盖烧伤区域。

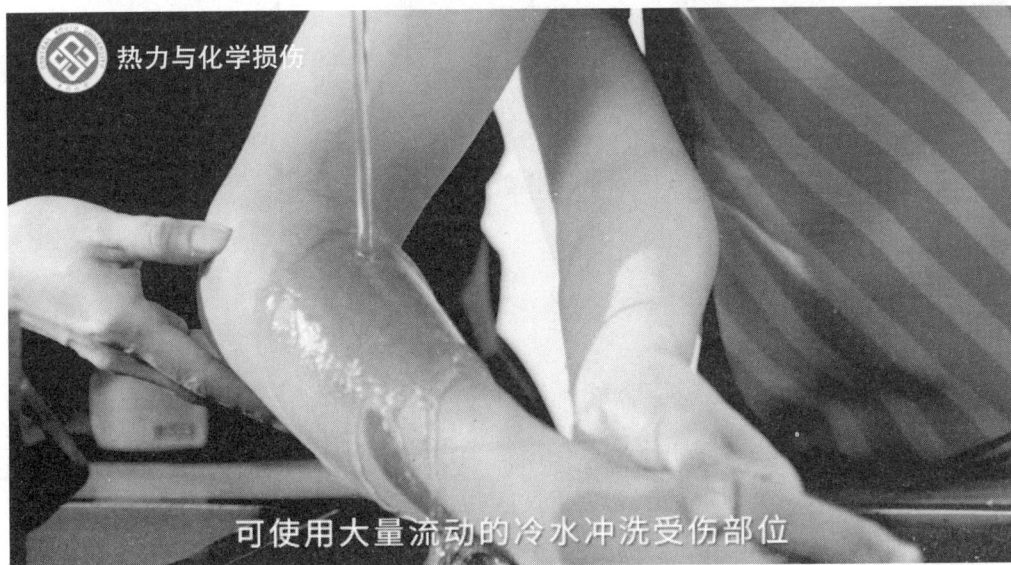

图 3-5　冷水冲洗烧伤区域

如果发生火灾，烧伤面积非常大，或者不确定该如何处理，请拨打 120 急救电话。如果患者身上或衣服着火，应将火扑灭。让患者停止移动、再躺下并翻滚，然后，用一块湿的毯子盖住患者。火扑灭后，立即拿掉湿的毯子，小心去除未与皮肤粘连的首饰和衣物。对于大面积烧伤，应立即用冷水给烧伤区域降温至少 10 分钟。给烧伤部位降温后，请用干燥、非粘性的无菌或洁净敷料进行覆盖（图 3-6），然后用毯子包裹患者。检查生命体征，大面积烧伤患者应尽快就医。

按照以下急救步骤处理化学烧伤：离开事故现场，确保急救现场是安全的；立即去除化学试剂污染的衣物，磷烧伤患者应先立即灭火；立即用大量清水冲洗创面，尽早就医。

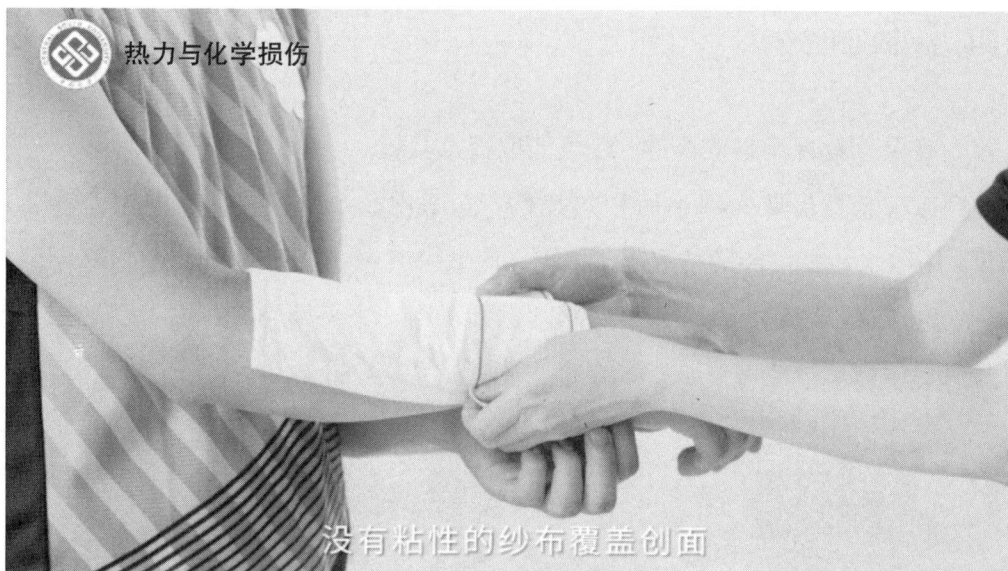

图 3-6　洁净敷料进行覆盖

参考文献

[1] 赵玉沛，陈孝平，杨连粤. 外科学[M]. 3 版. 北京：人民卫生出版社，2015.

[2] 国务院. 中国公民健康素养——基本知识与技能（2024 年版）. 国卫办宣传函〔2024〕191 号. https://www.gov.cn/zhengce/zhengceku/202405/content_6954649.htm.

第五节　中　暑

中暑是在暑热天气、湿度大及无风环境中，因人体体温调节中枢功能障碍、汗腺功能衰竭和水、电解质丧失过多而引起的热损伤性疾病，以中枢神经系统和心血管系统功能障碍为主要表现，严重时可导致死亡。

中暑

中暑的致病因素包括：高温环境作业，或在室温>32 ℃、湿度>60%、通风不良的环境中长时间或强体力劳动。若存在机体适应高温环境能力下降的情况，如年老、体弱、怀孕、肥胖、患有某些疾病（如甲状腺功能亢进、系统性硬化病、广泛性皮肤瘢痕等）、使用某些药物（如抗胆碱能药、苯丙胺等），则中暑更易发生。

中暑发生时，由于过高的体温对机体细胞产生直接损伤，引起酶变性、线粒体功能障碍、细胞膜稳定性丧失和有氧代谢途径中断，导致多器官功能障碍或衰竭。中暑的临床表现根据轻重程度分为先兆中暑、轻症中暑及重症中暑。

（1）先兆中暑：往往表现为口渴、乏力、多汗、头晕、目眩、耳鸣、头痛、恶心、胸闷、心悸、注意力不集中等，体温正常或略增高，不超过 38 ℃。

（2）轻症中暑：除了可能出现先兆中暑的一些表现，还可能出现早期循环功能紊乱，包括面色潮红、苍白、烦躁不安、表情淡漠、恶心呕吐、大汗淋漓、脉搏细数、血压偏低、心率增快，体温轻度增高。

对于先兆中暑和轻症中暑者，此时应立即转移到阴凉、通风的环境，口服淡盐水或含盐清凉饮料，休息。出现循环功能紊乱者，可静脉补充5%的葡萄糖盐水，密切观察直至恢复。

（3）重症中暑：可出现痉挛、惊厥、昏迷等神经系统表现，或高热、休克等表现。一般分三种类型。

①热痉挛：常发生于高温环境下强体力劳动作业或剧烈运动时。出汗后水和盐分大量丢失，如仅补充水或低张液体，则可能出现四肢、腹部、背部的肌肉痉挛和疼痛，常发生于腓肠肌（小腿后方），呈对称性和阵发性，有时可能出现肠痉挛性剧痛。患者意识清楚，可有出汗、头痛，但体温一般正常。此时应让患者到阴凉、通风的环

境下休息，给患者口服或静脉补充含糖和电解质的液体。如患者可以忍受，可用毛巾包裹冰块敷在痉挛部位，注意不超过20分钟。

②热衰竭：由于高热引起脱水、电解质紊乱、外周血管扩张、周围循环容量不足等休克表现，如头晕、头痛、恶心、呕吐、脸色苍白、皮肤湿冷、大汗淋漓、呼吸增快、脉搏细数、心律失常、晕厥、肌痉挛、血压下降等。体温正常或略高，一般不超过40℃。常见于老人、儿童和有慢性疾病的患者。此时应让患者到阴凉、通风的环境躺下休息，尽可能多地脱去衣服，给患者喷洒凉水降温，或在患者颈部、腋窝和腹股沟处放上凉爽湿润的毛巾等。及时补足血容量，可静脉补充5%的葡萄糖盐水或生理盐水。如患者可以喝水，给他喝一些含糖和电解质的液体，如运动饮料和果汁。

③热射病：是中暑最严重的类型，也称中暑高热。在高温、高湿或强烈的太阳照射环境中作业或剧烈运动数小时（劳力性热射病），或老年、体弱、有慢性疾病患者在高温环境和通风不良环境中维持数日（非劳力性热射病），出现热应激机制失代偿，使核心体温骤升，导致中枢神经系统和循环系统功能障碍。患者出现高热、无汗、意识障碍、体温超过40.5℃，皮肤干燥、灼热、谵妄、昏迷、抽搐、呼吸急促、心动过速、瞳孔缩小、脑膜刺激征阳性等表现，严重时出现休克、心力衰竭、脑水肿、急性呼吸窘迫综合征（ARDS）、急性肾损伤、弥漫性血管内凝血（DIC）、多器官功能衰竭（MOF）甚至死亡。热射病的治疗首要措施是快速降温，迅速脱离高温环境，采用体外降温和体内降温结合的方法，尽快使患者核心体温在10~40分钟内降至39℃以下，2小时降至38.5℃以下。体外降温包括冰帽、冰毯，或用冰块紧贴患者颈部、腋窝和腹股沟处，或将患者身体（除头部以外）浸入2~14℃冷水中并不停搅动水，在头顶部放置用湿毛巾包裹的冰块。体内降温包括用4℃冷生理盐水灌胃或灌肠等。此外，热射病的治疗还包括静脉液体复苏及综合对症治疗。热射病的病死率为20%~70%，50岁以上病人高达80%，决定预后的关键环节在于发病30分钟内的降温速度。

及时识别中暑征象，尤其是热射病征象，迅速做出合适处理才能最大程度地帮助患者，同时要加强预防中暑的宣传教育，做好必要的防暑降温措施，减少中暑的发生。

参考文献

[1] 葛均波，徐永健，王辰.内科学[M].9版.北京：人民卫生出版社，2019.

[2] 沈洪，刘中民.急诊与灾难医学[M].3版.北京：人民卫生出版社，2018.

第六节 淹 溺

淹溺是指人体浸没于水或其他液体后，反射性引起喉痉挛和/或呼吸障碍，发生窒息性缺氧的临床状态。淹溺引起的窒息性死亡称溺亡。机体突然浸没于至少低于体温 5 ℃ 的水后出现心脏停搏或猝死称为淹没综合征。全球每年约 37 万余人溺亡，我国每年约有 57 000 人溺亡。淹溺事故常见于儿童和青少年，男性约为女性的 3 倍。

人体溺水后数秒钟会本能地屏气（<1 分钟），产生潜水反射，机体表现为呼吸暂停、心动过缓和外周血管剧烈收缩。不能屏气后，机体出现非自发性吸水，水进入气道引起反射性咳嗽，有时出现喉痉挛。气道液体增多时导致严重呼吸障碍、缺氧、高碳酸血症和代谢性酸中毒，进而脑缺氧发生且逐渐加重，喉痉挛消失，发生窒息和昏迷，继而出现心动过速、心动过缓及无脑电活动，最终心脏停搏。通常淹溺过程从溺水到心脏停搏仅为数秒到数分钟。

淹溺分为淡水淹溺及海水淹溺两种。

（1）淡水淹溺：约 90% 的淹溺发生于淡水。发生淡水淹溺时，患者的血容量增加，严重时可有溶血，出现高钾血症和血红蛋白尿；同时出现急性肺损伤。

（2）海水淹溺：海水含钠量为血浆的 3 倍以上。吸入肺内的海水也产生急性肺损伤，出现肺水肿。

淡水淹溺或海水淹溺，尽管两者渗透梯度不同，但溺水吸入淡水或海水后产生的肺损伤的程度相似，都可以使肺顺应性降低、肺水肿、肺内分流、低氧血症和混合性酸中毒。大多数淹溺者猝死原因是严重心律失常。冰水淹溺迅速致死的原因常为心动过缓或心脏停搏。淹溺者突然受到冷水刺激迷走神经导致 QT 间期延长及儿茶酚胺大量释放，从而导致心室颤动或心脏停搏。

淹溺者会出现神志丧失、呼吸停止或大动脉搏动消失的临床死亡状态。临床表现与溺水持续时间长短、吸水量多少、吸入液体性质、器官损伤严重程度有关，个体差异较大。可有头痛、视觉障碍、剧烈咳嗽、胸痛、呼吸困难和咳粉红色泡沫样痰，海水淹溺者口渴明显。此外，可发现淹溺者口腔和鼻腔内充满泡沫或污泥、皮肤发绀、颜面肿胀、球结膜充血，肌张力增加；也可出现烦躁不安、抽搐、昏睡和昏迷；呼吸表浅、急促或停止，肺部干湿啰音；心律失常、心音微弱或心搏停止；腹部膨隆、四肢厥冷等各个重要系统的症状。

淹溺的现场急救非常重要。尽快将溺水者从水中救出，采取头低俯卧位行体位引流；迅速清除口鼻内污水、污物、分泌物及其他异物；拍打背部促使气道液体排出，保持气道通畅。如溺水者出现心脏骤停，立即现场实施心肺复苏。

溺水者送入医院后，还需要供氧，复温、维持水电解质和酸碱平衡、防治急性肺损伤、脑损伤等一系列综合治疗。

淹溺所致肺损伤和脑缺氧严重程度与吸水量、淹溺时间有关，与吸入淡水或海水性质无关。淹溺除了及时正确的现场救治，预防更重要。我们要加强防溺水宣传，避免淹溺发生。

参考文献

[1] 葛均波，徐永健，王辰.内科学[M].9版.北京：人民卫生出版社，2019.
[2] 沈洪，刘中民.急诊与灾难医学[M].3版.北京：人民卫生出版社，2018.

第七节 电 击

一定量电流通过人体引起不同程度组织损伤或器官功能障碍或猝死称为电击，俗称触电。电击包括低压电（≤380 V）、高压电（>1000 V）、超高压电或雷击（电压在 10 000 万伏以上）三种类型。夏天、天气潮热多雨及人体大量出汗都可能使电击事件增多。意外电击常发生于工作及生活中违反用电操作规程的情况。地震、火灾等灾害造成的电线断裂也可造成意外电击。

触电

电击对人体损伤程度与接触的电压高低、电流类型（直流电和交流电）、电流强度、频率高低、触电部位皮肤电阻、触电时间长短、电流体内途径及所处环境气象条件密切相关。人体组织电阻由小到大依次为神经、血液、黏膜、肌肉、干燥皮肤、肌腱、脂肪和骨骼。500 V 以下的交流电比直流电危害性更大，它使肌肉持续痉挛性收缩，因而触电者的手紧握电源线不能脱离。低频交流电（15~150 Hz）比高频交流电危害性更大，尤其每秒钟频率在 50~60 Hz 的低频家用交流电，更易引起心室颤动。另外，电流强度为 60~120 mA 时也容易引起心室颤动。

电击损伤包括电流对细胞的直接损伤和电阻产热引起的组织器官损伤，如皮肤及皮下组织烧伤；深部组织（肌肉、脂肪和肌腱等）局部水肿，压迫血管引起闭塞，发生缺血坏死；超高压电能使组织迅速"炭化"；电流通过中枢神经系统可立即引起呼吸、心跳停止，导致死亡。

电击轻度损伤时，患者出现惊恐、心悸、头晕、头痛、痛性肌肉收缩、面色苍白等。高压电击特别是雷击时，发生意识丧失、呼吸、心搏骤停。患者可遗留有定向力丧失和痫性发作，或心肌和心脏传导系统损伤。如有大面积体表烧伤或组织损伤丢失过多体液时，可出现低血容量性休克，还可因直接肾损伤或肌肉组织坏死后改变促发急性肾衰竭。除了这些全身表现，电击还有一些局部表现，如触电部位局部皮肤损伤，电流所经途径的组织器官损伤。高压电击时，在电击入口烧伤严重，且烧伤部位组织炭化或坏死成洞，常可发生前臂腔隙综合征，因肌肉组织损伤、水肿、坏死，肌肉筋膜下组织压力增加，压迫神经和血管，表现为脉搏减弱、感觉及痛觉消失。电击还可因大肌群强直性收缩，发生脊椎压缩性骨折或肩关节脱位。

电击的急救首要的是切断电源。在确保安全的前提下，第一时间切断电源，使用绝缘物使触电者与电源隔离。对心跳呼吸骤停者立即实施心肺复苏，送医院后尽早进行补液及积极对症治疗。如电击有创伤或烧伤，积极进行创面处理及烧伤处理。

对电击的预防非常重要，需积极宣传普及安全用电知识、常用电器和线路的维护和检修、户外防雷击知识等。

参考文献

[1] 葛均波，徐永健，王辰.内科学[M].9版.北京：人民卫生出版社，2019.

[2] 沈洪，刘中民.急诊与灾难医学[M].3版.北京：人民卫生出版社，2018.

第八节　晕　厥

晕厥又称昏厥，是一过性全脑低灌注导致的短暂性意识丧失，其特点是突然、短暂和自行完全恢复。典型的晕厥发作持续时间一般不超过 20 秒，少数可持续数分钟。

晕倒(低血糖)

晕厥的病因复杂，可以分为以下三大类。

（1）神经反射性晕厥：包括血管迷走性晕厥、情景性晕厥、颈动脉窦性晕厥。血管迷走性晕厥可由情绪异常(如恐惧、疼痛、医疗器械检查、晕血)引起，也包括立位性晕厥；情景性晕厥可由咳嗽、打喷嚏、胃肠道刺激、排尿后、运动后、饱餐后等引起；颈动脉窦性晕厥可由颈动脉窦受压引起(如肿瘤压迫、衣领过紧)。

（2）直立性低血压晕厥：也称体位性低血压，包括原发自主神经异常性晕厥、继发自主神经异常性晕厥、药物诱导的低血压、低血容量。原发自主神经异常性晕厥可见于单纯性自主神经调节紊乱、脑萎缩、帕金森病、痴呆症等；继发自主神经异常性晕厥可见于糖尿病、淀粉样变性、尿毒症、脊髓损伤等；药物诱导的低血压可见于使用乙醇、血管扩张剂、利尿药、抗抑郁药、吩噻嗪药物等；低血容量可见于大汗、出血、呕吐、腹泻等。

（3）心源性晕厥：包括心律失常和器质性心、肺疾病。心律失常如心动过缓、病窦综合征、房室结传导系统病变、起搏器故障、快速房颤、室上性或室性心动过速、药物所致心律失常等均可引起晕厥；器质性心、肺疾病如心脏瓣膜病、急性心肌梗死或急性缺血、肥厚型心肌病、左心房黏液瘤、心包压塞、冠脉先天异常、肺动脉高压、张力性气胸、主动脉夹层、肺栓塞等均可引起晕厥。

部分病人晕厥发作前可出现头晕及全身不适、视物模糊、耳鸣、面色苍白、出汗等先兆症状，但大部分晕厥无先兆症状而突然出现意识丧失。个别晕厥发生可伴随四肢抽搐、瞳孔散大、流涎等。晕厥迅速发生，短暂时间后即恢复，定向力和行为恢复正常。老年人可有一段时间意识混乱、逆行性遗忘。

晕厥的诊断可根据短暂发作性意识丧失、随即自行完全恢复的特点，结合前述不同病因进行考虑。血管迷走性晕厥以青年女性、体质虚弱者常见，多在直立位或坐位

时诱发，发病前有先兆症状。情景性晕厥多见于青年男性，偶见于老年人，发生多无先兆。直立性低血压晕厥多见于患者由平卧位或久蹲后突然站立时，发作时多有先兆。心源性晕厥往往可由患者的既往病史或心电图检查异常获知。

晕厥发生时，现场应立即帮助患者平卧，守候在患者身旁，观察并询问患者有无好转。如患者失去反应，马上拨打急救电话；如果患者没有意识和呼吸，马上进行心肺复苏。如患者恢复了反应，让其继续平躺，直到能坐起来并感觉正常。如果患者晕厥时跌倒过，需要检查跌倒有无造成损伤。对于发生了晕厥的患者，建议其就医以明确病因及决定是否需要进一步治疗。

参考文献

[1] 葛均波，徐永健，王辰.内科学[M].9版.北京：人民卫生出版社，2019.

[2] 沈洪，刘中民.急诊与灾难医学[M].3版.北京：人民卫生出版社，2018.

第九节 抽 搐

抽搐是指骨骼肌痉挛性痫性发作及其他不自主的骨骼肌发作性痉挛。由于癫痫发作通常伴随抽搐，因此抽搐一词通常用作癫痫发作的同义词。然而，并非所有的癫痫发作都会导致抽搐，也并非所有的抽搐都是由癫痫发作引起的。

癫痫发作(羊角风)

抽搐常见为痫性抽搐、高热性抽搐、低钙性抽搐、其他不明原因性抽搐和假性抽搐五类。临床上按发病原因将抽搐分为真性抽搐和假性抽搐两种类型。

（1）真性抽搐：分为原发性抽搐和继发性抽搐。

①原发性抽搐。由脑功能障碍引起，如原发性癫痫大发作(俗称羊癫疯)、隐发性抽搐等。

②继发性抽搐。可由脑器质性病变引起，如脑血管病、颅脑外伤、脑部感染、脑肿瘤、脑病性疾病、先天性疾病、遗传性疾病；也可由全身病变引起，如代谢性疾病、中毒性疾病；还可由其他特殊感染性疾病引起，如破伤风、狂犬病。

（2）假性抽搐：假性抽搐是指类似抽搐发作的一系列疾病，常有反常的躯体运动和意识障碍，但脑电图检查一般无异常，且无神经定位体征，如癔症、神经症等。

抽搐发作有以下特点：典型抽搐发作没有任何先兆；发作持续时间一般不超过2分钟；除了轻微部分性抽搐发作以外，抽搐均伴有意识状态改变，呈现为无目的性活动(如自主性、无方向性强直-阵挛性发作)，发作时不能被唤醒(除外儿童高热抽搐及成人停药戒断)；除了部分性发作和失神性发作以外，几乎所有抽搐患者发作后均有急性意识状态改变。

抽搐按发作时的表现分成三类：强直-阵挛性抽搐、局限阵挛性抽搐及抽搐持续状态，以下分别描述其临床表现。

（1）强直-阵挛性抽搐：表现为突然意识丧失，头后仰或转向一侧，眼球向上翻或转向一侧，四肢强直，持续 10~20 秒，继而全身转为一张一弛的阵挛性抽搐，持续1~2分钟。发作时由于呼吸肌突然强直，患者可尖叫、呼吸暂停、面色口唇发绀、瞳孔散大、大小便失禁、发作过后转入昏迷状态。

（2）局限阵挛性抽搐：一般无意识障碍，局部出现阵挛性抽搐，多见于口角、眼睑、手指或足部，持续时间多数较短暂，也可长达数小时、数日。

（3）抽搐持续状态：强直-阵挛性抽搐或局限阵挛性抽搐连续发作，发作期间有意识障碍，发作间隙越来越短，体温升高。需要紧急采取措施控制发作。

假性抽搐中癔症较常见，其发作常以情绪激动为诱因，但与真性抽搐不同的是患者无意识丧失，且绝大多数无大小便失禁、咬舌、跌伤等，神经系统检查无异常。

对于抽搐发作的处理，现场最重要的是保护患者免受创伤，切勿将任何东西放入患者口中。在患者抽搐发作时，移开其身旁的家具或其他物品，可以在患者头下放置柔软物品进行保护，但不要按住患者。待患者抽搐发作完后，检查患者有无反应、有无呼吸，如没有反应和呼吸，则开始心肺复苏。如果患者因呕吐或者口中有液体引起呼吸困难，帮患者翻身侧卧。如患者咬伤了自己的舌、面颊或嘴并引起出血，可以帮助其止血。守护在患者身边，直到专业人员接收管理。任何抽搐发作都建议到医院查明原因并针对病因治疗。

参考文献

［1］贾建平，陈生弟.神经病学［M］.8版.北京：人民卫生出版社，2018.
［2］沈洪，刘中民.急诊与灾难医学［M］.3版.北京：人民卫生出版社，2018.

第十节　心脏病

心脏病，一般称为心血管系统疾病，是造成死亡的主要原因之一。大众常提到的心脏病大多指冠状动脉性心脏病，它是冠状动脉发生粥样硬化引起管腔狭窄或闭塞，导致心肌缺血缺氧或坏死而引起的心脏病，简称冠心病，也称缺血性心脏病。根据

急性心肌梗死

冠心病的发病特点和治疗原则不同，将冠心病分为慢性冠脉疾病和急性冠脉综合征两类。

慢性冠脉疾病分为三种类型：稳定型心绞痛、隐匿性冠心病和缺血性心肌病。

（1）稳定型心绞痛：也称劳力性心绞痛，以发作性胸痛为主要临床表现。发作常由体力劳动或情绪激动（如愤怒、焦虑、过度兴奋等）诱发，饱食、寒冷、吸烟、心动过速等也可诱发，发作多在劳力或激动的当时而不是之后发生；主要表现为胸骨后疼痛，可波及心前区，可放射至背部、肩部、手臂内侧至无名指和小指，或至颈、咽或下颌部；胸痛常为压迫、发闷或紧缩感，也可有烧灼感，但不是针刺或刀扎样锐痛，偶有濒死感，有时患者仅感觉胸闷不适而非胸痛。发作时患者往往被迫休息直至症状缓解，发作一般持续数分钟至十余分钟，一般不超过半小时；一般停止原来诱发症状的活动后胸痛缓解，舌下含服硝酸甘油等药后也能在几分钟内缓解。

（2）隐匿性冠心病：是指没有心绞痛的临床症状，但有心肌缺血的客观证据（心电活动、心肌血流灌注及心肌代谢等的异常）的冠心病。及时发现这类患者，可为其提供及早治疗，预防心肌梗死及死亡的发生。

（3）缺血性心肌病：是指由冠状动脉粥样硬化引起长期心肌缺血，导致心肌弥漫性纤维化，产生一系列临床表现的冠心病，它是冠心病的一种特殊类型，是冠心病的晚期阶段。临床表现可有心绞痛（有时可仅表现为胸闷、乏力、眩晕、呼吸困难等症状）、心力衰竭（常表现为劳力性呼吸困难，严重时可有端坐呼吸和夜间阵发性呼吸困难，晚期可有水肿等表现）、心律失常（以室性期前收缩、心房颤动和束支传导阻滞多见）、血栓和栓塞。

急性冠脉综合征是一组由急性心肌缺血引起的临床综合征，主要包括不稳定心

绞痛、非 ST 段抬高型心肌梗死以及 ST 段抬高型心肌梗死。主要由冠状动脉内粥样硬化不稳定斑块破裂或糜烂导致冠状动脉内急性血栓形成引起。

（1）不稳定心绞痛：患者胸部不适的性质与稳定型心绞痛相似，通常持续时间更长，可达数十分钟，休息时也可发生，发射部位可更广泛，可出现新的相关症状，如出汗、恶心、呕吐、心悸或呼吸困难，常规休息及舌下含服硝酸甘油只能暂时缓解或不能缓解症状。在老年人女性或糖尿病患者症状可更不典型，心电图没有心肌梗死的表现。

（2）非 ST 段抬高型心肌梗死：临床表现与不稳定性心绞痛相似，心电图有非 ST 段抬高型心肌梗死的表现，心肌损伤标志物测定阳性。

（3）ST 段抬高型心肌梗死：是指急性心肌缺血性坏死，大多数是在冠脉病变的基础上，发生冠脉血供急剧减少或中断，使相应的心肌严重而持久地急性缺血所致，临床表现与心肌梗死发生的面积、部位、冠状动脉侧支循环情况密切相关。50%～81.2%的患者在发病前数日有乏力、胸部不适，活动时心悸、气急、烦躁、心绞痛等前驱症状，常以新发生心绞痛或原有心绞痛加重最突出。心肌梗死发生时疼痛是最先出现的症状，疼痛部位与性质和心绞痛相同，但多无明显诱因；疼痛程度较重，持续时间较长，可达数小时或更长，休息及舌下含服硝酸甘油多不能缓解，常伴有烦躁不安、出汗、恐惧、胸闷或有濒死感，疼痛剧烈时常伴有频繁的恶心、呕吐及上腹胀痛。部分患者疼痛位于上腹部或放射至下颌部、颈部和背部，被误认为其他疾病。少数患者没有疼痛，直接表现为休克或急性心力衰竭。75%～95%的患者可出现心律失常，可伴有乏力、头晕、晕厥等症状，以室性心律失常最多见。

心脏病发作可能导致严重的后果，如引起心律失常、休克、急性心力衰竭甚至导致心脏骤停而死亡，因而早期识别及干预非常重要。根据患者表现识别心脏病发作后务必让患者保持平静并休息，马上拨打 120 急救电话，取来自动体外除颤仪。如果患者没有对阿司匹林过敏、没有中风表现、没有严重出血，可以让患者服用一片成人剂量阿司匹林(很多有心脏病的患者平时可能使用阿司匹林，因而可能随身有药)。守护在患者身旁并等待急救医务人员到达，在此期间尽量使其保持平静休息。随时观察患者情况，如果患者失去反应且没有呼吸，马上进行心肺复苏。

参考文献

[1] 葛均波，徐永健，王辰.内科学[M].9 版.北京：人民卫生出版社，2019.

第十一节　脑卒中

脑卒中是以突然发病、迅速出现局限性或弥散性脑功能缺损为共同临床特征的器质性脑血管疾病，包括缺血性和出血性脑卒中，是目前导致人类死亡的第二大原因。

中风

如果有人突然出现以下症状，应该考虑脑卒中的可能：一侧肢体（伴或不伴面部）无力或麻木；一侧面部麻木或口角歪斜；说话不清楚或理解语言困难；双眼向一侧凝视；一侧或双眼视力丧失或模糊；眩晕伴呕吐；既往少见的严重头痛、呕吐；意识障碍或抽搐。对大多数患者而言，在脑卒中发生后的最初几小时之内得到有效治疗，可减少损伤并改善预后。因此，快速识别脑卒中征象并及时获得医疗救治非常重要。

脑卒中包括缺血性脑卒中和出血性脑卒中，临床类型一般分为短暂性脑缺血发作、脑梗死、脑出血、蛛网膜下隙出血。

（1）短暂性脑缺血发作：由于局部脑或视网膜缺血引起的短暂性神经功能缺损，临床症状一般不超过 1 小时，最长不超过 24 小时，且无责任病灶的证据。一般好发于中老年人，患者多伴有高血压、动脉粥样硬化、糖尿病或高血脂等脑血管病危险因素。发病突然、局部脑或视网膜功能障碍历时短暂，不遗留后遗症，但常反复发作。

（2）脑梗死：也称缺血性脑卒中，是指各种脑血管病变所致脑部血液供应障碍，导致局部脑组织缺血、缺氧性坏死，而迅速出现相应神经功能缺损的一类临床综合征。脑梗死是脑卒中最常见类型，占脑卒中患者的 70%~80%。依据局部脑组织发生缺血坏死的机制可将脑梗死分成三种类型：脑血栓形成、脑栓塞和血流动力学机制所致的脑梗死。如按脑梗死的病因分类则分五型：大动脉粥样硬化型、心源性栓塞型、小动脉闭塞型、其他病因型、不明原因型。除了临床症状，诊断还需一系列辅助检查，如脑 CT、磁共振、颈动脉超声、经颅多普勒、磁共振血管成像、CT 血管成像和数字减影血管造影等。脑梗死的治疗目标是尽量减少脑损伤，最大化实现患者康复。"时间就是大脑"对有指征的患者，应尽早实施再灌注治疗。

（3）脑出血：也称出血性脑卒中，是指非外伤性脑实质内出血，虽然脑出血发病率低于脑梗死，但致死率却高于后者。最常见病因是高血压合并细小动脉硬化，其他病因包括动-静脉血管畸形、脑淀粉样血管病变、某些血液病、抗凝或溶栓治疗等。脑出血常见于50岁以上患者，寒冷季节发病率较高，多有高血压病史，多在情绪激动或活动中突然发病，病情进展迅速，常在数分钟至数小时内达到高峰，前驱症状不明显，患者发病后多有血压明显升高，常有头痛、呕吐和不同程度的意识障碍，如嗜睡或昏迷等。局限性定位表现取决于出血部位和出血量。治疗目标主要是挽救生命、降低死亡率、残疾率和减少复发。

（4）蛛网膜下隙出血：是指颅内血管破裂，血液流入蛛网膜下隙，称为蛛网膜下隙出血。分为外伤性和自发性两种情况。自发性分为原发性和继发性两种类型。最常见病因是颅内动脉瘤，其他病因包括血管畸形、颅内肿瘤、垂体卒中、血液系统疾病、颅内静脉系统血栓和抗凝治疗并发症等。蛛网膜下腔出血临床表现差异大，轻者可没有明显临床症状和体征，重者可突然昏迷甚至死亡。以中青年发病居多，起病突然（数秒或数分钟内发生），多数发病前有明显诱因（剧烈运动、过度劳累、用力排便、情绪激动等）。一般主要症状包括：剧烈头痛、脑膜刺激征，眼部症状（如眼底玻璃体下片状出血等），精神症状（如欣快、谵妄、幻觉等），其他症状（如脑心综合征、消化道出血等）。蛛网膜下隙出血的治疗目标是防治再出血、降低颅内压、减少并发症，治疗原发病和预防复发。

帮助脑卒中患者及早就医是在现场能做的最重要的事。可以使用 FAST 方法来识别并记忆脑卒中的警示征象。FAST 代表面部（face）、手臂（arm）、言语（speech）、时机（time），即是否有一侧面部下垂或麻木？是否有一侧手臂乏力或麻木？是否有言语含糊不清？一旦有任何上述症状，立即拨打120急救电话，记住这些症状出现的时间。守在患者身边进行安抚，直到医务人员到达。如果患者失去反应且没有呼吸或者仅有濒死叹息样呼吸，立即进行心肺复苏。

参考文献

［1］贾建平，陈生弟.神经病学［M］.8版.北京：人民卫生出版社，2018.

［2］沈洪，刘中民.急诊与灾难医学［M］.3版.北京：人民卫生出版社，2018.

心理部分

第四章

心理健康与精神障碍辨识

第一节　心理健康

一、心理健康的概念

健康不仅仅指强健的体魄。1989 年 WHO 将健康表述为："一个人只有在身体、心理、社会适应和道德 4 个方面都健康，才算是完全健康的人。"由此可见，心理健康是健康的一个重要组成部分。那么何为心理健康？每个人对心理健康的定义都有着自己的见解，在认识水平方面也是参差不齐。

心理健康

从广义上讲，心理健康是指一种高效而满意的、持续的心理状态，拥有这种状态可以促进人们的心理调节，对外界事件有良好的接受能力，能够充分发挥生命的潜能。拥有健康的心理活动能够帮助大学生在各个方面发展成熟，保证认知、意志、行为及情绪反应等方面均处于积极的状态，降低心理疾病发生概率。

二、心理健康的标准

人们可以根据生理健康标准来判断自己的身体状况，同样地，心理健康标准也可以作为我们判定自己心理是否健康的重要依据。如果发现自己的心理状况并未达到既定标准，就应该根据严重程度进行针对性的心理调适或早期寻求医生的帮助。

不同流派的许多心理学家都在从不同角度进行积极的探索，对心理健康的判定提出了各种观点。马斯洛认为具有自我实现者的人格特征的人就是心理健康的人，并提出了目前公认的心理健康十条标准。

（1）有充分的安全感。

（2）对自己有较充分的了解，并能恰当地评价自己的行为。

（3）自己的生活理想和目标能切合实际。

（4）能与周围环境、事物保持良好的接触。

（5）能保持自我人格的完整与和谐。

（6）具备从经验中学习的能力。

（7）能保持适当和良好的人际关系。

（8）能适度地表达和控制自己的情绪。

（9）能在集体允许的前提下，有限地发挥自己的个性。

（10）在不违背社会规范的前提下，能恰当地满足个人的基本要求。

三、心理健康的影响因素

（1）遗传因素：人的心理大部分是受到后天环境的影响形成并发展的，但人的心理与遗传因素也有着密不可分的关系。对双相情感障碍和精神分裂症患者亲属的患病率调查的研究显示，这两种精神障碍受到遗传和生物学因素影响。同时，遗传上的易感性在某些人身上也是存在的，以遗传特质为基础的神经生理特性及各个年龄阶段所表现的身体特征也可以影响人的心理活动。

（2）心理因素：自尊心和自信心的不平衡、入学前潜在的心理问题、人格类型缺陷等会增加大学生心理问题形成的概率。消极的思维方式会使人情绪紧张、低落；认知偏差可能使大学生不够理性，导致判断和决策的失误。同时，乐观的性格特征能够减少负面情绪带来的压抑情感，使人拥有更高的幸福感。

（3）社会因素：每位大学生都有各自的关系网络与资源体系，能够在不同状况下提供相应的金钱、情感等社会支持。如果在生活中的应激事件，如躯体疾病、亲人去世等情况下得到了充足的社会支持，可以帮助个体缓解压力、增强信念感，使心理状况回归原有的状态。

（4）心理问题污名化：心理问题污名化是指群体对有心理问题者进行负面评价和歧视，如公司或学校拒绝接受有精神病史的员工或学生。害怕被排斥和嘲笑是大学生拒绝寻求心理帮助的主要原因之一，他们认为一旦去咨询，就是承认自己心理有问题。这种观点导致心理不健康者更羞于寻求专业人士的帮助。

第二节　正常心理与异常心理

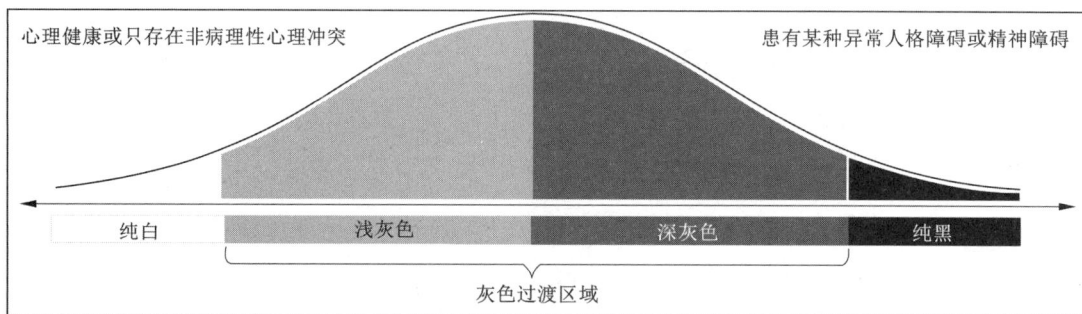

一、正常心理

心理学家将人的心理分为正常心理与异常心理，并有学者提出了心理健康的"灰色理论"概念。如图 4-1 和表 4-1 所示，在正常心理与非正常心理之间并没有清晰明确的界限，而是一个连续变化的过程。如果将人的心理正常比作白色，用黑色代表非正常心理，那么有一个占比较大的过渡灰色区域存在于白色与黑色之间。灰色区域又可被划分为浅灰色区域与深灰色区域，处于浅灰色区域的人只存在心理冲突而没有人格障碍，深灰色区域的人则患有某种异常人格障碍或神经症。

正常心理与异常心理

图 4-1　心理健康"灰色理论"概念图

表 4-1　心理健康"灰色理论"概念表

区域 服务	纯白区	浅灰色区	深灰色区	纯黑区
服务对象	健康人格、自信心强、适应力强	各种由生活、人际关系压力等引起的心理冲突	各种变态人格、人格障碍、抑郁、焦虑、强迫等神经症性障碍患者	重性精神疾病患者
服务人员	无须	心理咨询员	心理治疗师、精神科医生	精神科医生
服务方式	无须	咨询心理模式	临床心理学模式	医学模式

二、异常心理

人在不同的客观环境下会产生相应的心理状态及行为表现，若是被社会公认并且与个体以往的心理和行为方式相符，那么可以判断个体心理基本正常。若存在差异，就可以据此判断个体可能存在心理异常。从理论上来说，几乎所有人都会出现不同情形的心理异常现象，如无法适应社会生活及人际关系等，这便是心理学界认为"世界上没有一个心理完全健康的人"的理论基础。

国内医学心理学领域主要根据心理异常程度的不同，将异常心理大致分为以下几大类。

（1）轻度心理障碍：表现为不同程度的心身不适感，但生活能力和社会功能基本完好，从表面上看似乎与正常人区别不大，如强迫症、焦虑障碍等。

（2）严重心理障碍：各种因素导致的精神活动严重受损的一类精神疾病，如精神分裂症，可表现不协调的精神活动，不能对外界事件做出反应，无法进行正常的社会生活。

（3）心理生理障碍：由心理社会因素导致的以进食、睡眠障碍为主的疾病。

（4）躯体疾病伴发的心理障碍：由躯体疾病伴发的精神障碍，如有癌症的患者可能会对生活无望，导致抑郁情绪。

（5）人格障碍：指人格特征明显偏离正常，并明显影响社会功能与职业功能。

（6）特殊条件下产生的心理障碍：包括在药物（如海洛因）、催眠、航空等特殊条件下产生的心理障碍。

三、异常心理的评估原则

判断个体的心理活动是否正常、个体是否具有心理疾病，往往需要参照以下三条原则进行衡量。

（1）心理活动的内在协调性：人类的各种心理活动之间具有协调一致的关系。例如，被欺负时我们会很愤怒，伤心的时候我们会哭，这些都是属于正常的、合理的反应模式。如果正常的反应模式被打破，人的心理就会表现出某种异常。如一个人用低沉的语调向别人述说愉快的事，或对痛苦的事情作出愉悦反应等。

（2）主观世界与客观世界的统一性：心理是客观现实的反映，人的心理现象几乎都是和周围环境协调一致的，反之则可能是不正常的。例如，一个人通过求神拜佛保佑自己诸事顺利，这是正常的。但是，如果一个人坚持自己真的看到了佛祖或是听到了神仙的声音，就需要警惕他的精神状态出现了问题。还有一类人并没有处于精神异常的状态，但是他们思维常常违背客观事物的规律性，产生不合理的想法。例如，"别人必须对我友好""大家必须尊重我的想法"等，这些想法让他们陷入一种极大的痛苦中，因为他们常常会感受到想象与现实的落差。

（3）人格的相对稳定性：任何人都具有持续的、稳定的、独特的个性特征，在没有重大外界刺激的情况下，一般是不会轻易改变的。比如，一个性格很外向的人，他可能因为失业而心情不好导致沉默寡言，这属于一种正常的心理反应。但是如果一个人在没有明显外部原因的情况下，持续地处于一种低迷的状态，就需要产生警惕。

正常心理与异常心理的区分详见图4-2。

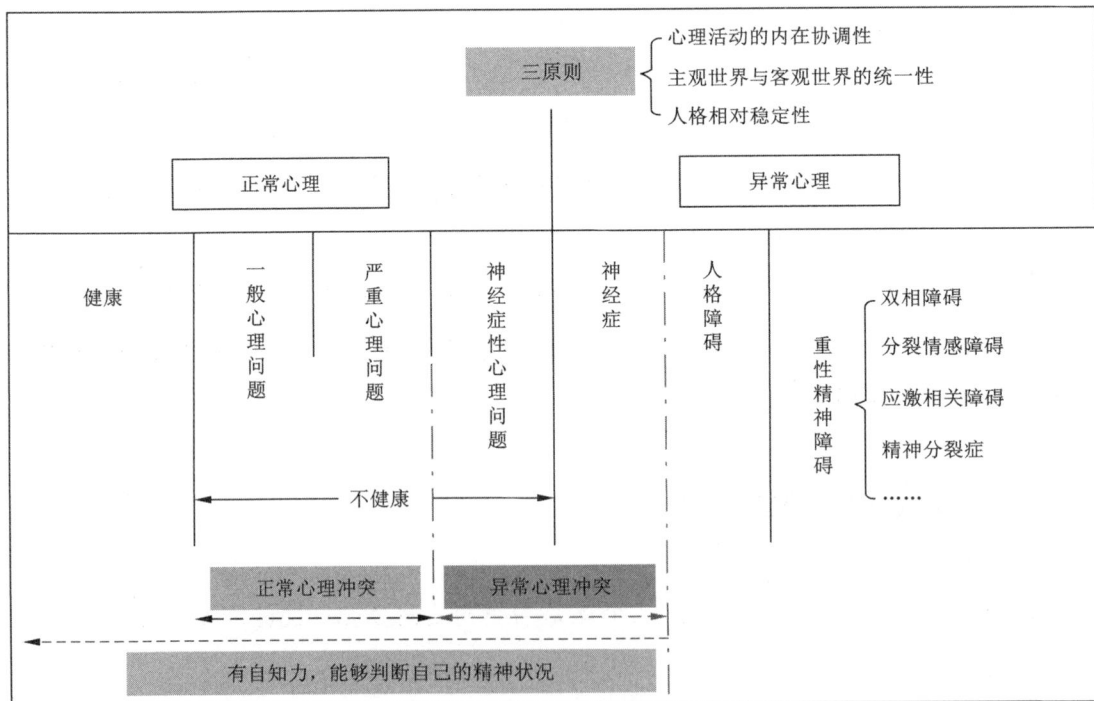

图4-2　正常心理与异常心理的区分

第三节 常见精神障碍的观察与识别

一、抑郁障碍

2022 年，国民心理健康状况调查显示，抑郁风险检出率为 10.6%，焦虑风险检出率为 15.8%。在成年人群中，青年为抑郁的高风险群体，18~24 岁年龄组的抑郁风险检出率高达 26.1%，显著高于其他年龄组。不同年龄组的抑郁风险检出率如图 4-3 所示。

抑郁障碍

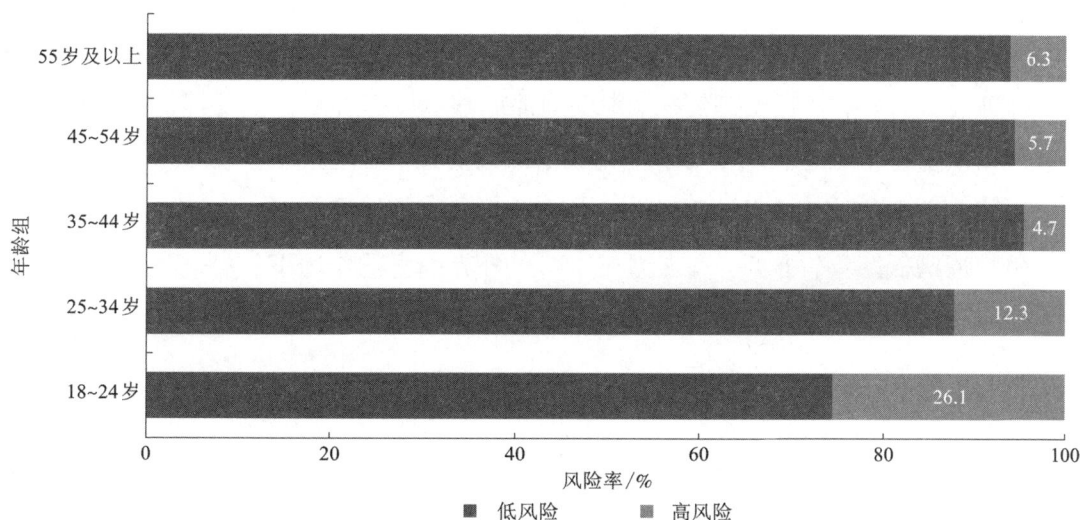

图 4-3 不同年龄组的抑郁风险检出率

（资料来源：中国科学院心理研究所国民心理健康数据库，2022 年心理健康蓝皮书数据集）

在报告结果中发现，新生在入学适应期普遍存在压力大、抑郁情绪，且检出率呈现逐年升高的趋势，其中重度及以上抑郁风险的检出率高达 30.4%。压力和抑郁情绪的总体检出率如图 4-4 所示。

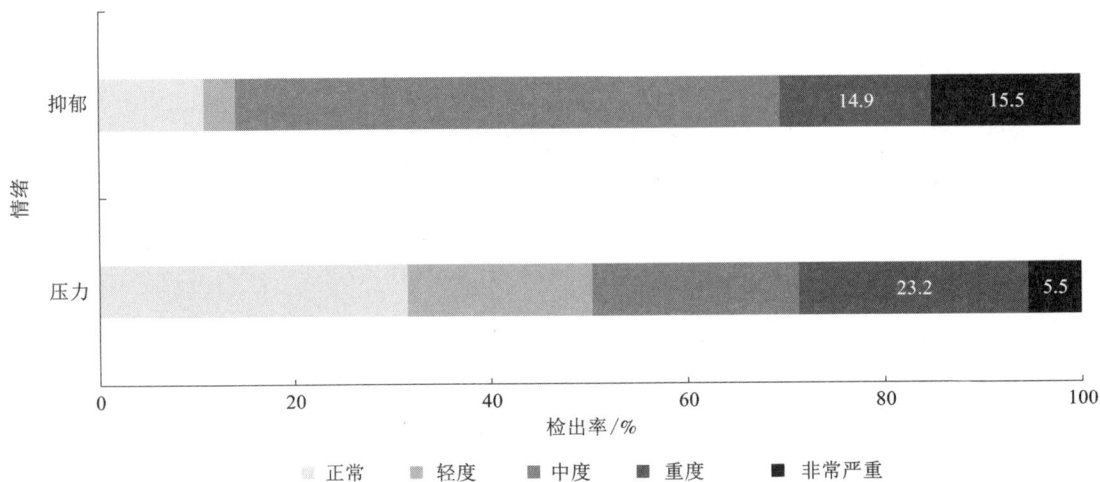

图 4-4　压力和抑郁情绪的总体检出率

（资料来源：中国科学院心理研究所魏高峡研究团队，全国大学生身心健康数据联盟）

抑郁一词可以指一种情绪状态，也可以代表一种疾病。抑郁是每个人一生中是最常体验到的负性情绪，包含人们面对困难或挫折时产生的悲哀、孤独、虚无等情绪。许多研究指出，抑郁情绪和抑郁症似乎仅有程度上的差异，在本质上并无不同。

抑郁症分为三种，轻度抑郁症、中度抑郁症和重度抑郁症。轻度抑郁症通过心理调节可以恢复正常心态，重度抑郁症则会给人的身体、心理甚至生命带来威胁。

抑郁症的个体核心症状表现为以下"三低"。

（1）情绪低落：一方面，表现为在无明显外界因素的作用下，在一天中大多数时间里反复表现为不愉快、悲伤或沮丧，毫无原因地流泪；另一方面，患者无法从生活中体验到乐趣，不能感受到快乐。

（2）思维迟缓：表现为思考困难，常感到思维迟钝，注意力涣散，难以胜任工作。

（3）意志减退：表现为精力减退，缺乏兴趣，活动减少，什么事都不想做，走路缓慢，语量少等。

抑郁症可能会伴随出现如下症状。

（1）三无：无助、无望、无价值。

①无助。患者认为自己一事无成，其他人也不能理解，自己也没有什么办法能感觉好一点。

②无望。患者觉得对将来无望，常常有绝望之感，对人生、生命的价值抱有负面、悲观的态度。

③无价值。患者的思想通常极度悲观，他们觉得自己没有价值。

（2）三自：自卑、自责、自杀。

①自卑。患者对自己的评价总是消极的，把自己说得一无是处，以消极的态度来看待自己的过去、现在和未来。

②自责。患者把全部责任归咎于自己，出现无理由的自责和不适当的罪恶感；有的患者会逐渐发展成自罪妄想，认为自己罪孽深重，应该受到惩罚。

③自杀。自杀是抑郁症最危险的症状之一。患者由于找不到生命的价值和意义，反复出现自杀想法或行为。

（3）躯体症状。

多数患者伴有睡眠障碍，如比平时早醒 2~3 小时，醒后不复入睡，陷入低落情绪；食欲改变、消化功能不良、体重减轻、口干、便秘及各种躯体不适感，如心慌、胸闷、恶心等。

二、焦虑障碍

焦虑是一种源于内心的紧张、压力感，常表现为不安、心烦意乱，有莫名其妙的恐惧感和不良预期感，可能伴有心悸、出汗、手抖、尿频等症状。那些由一定原因引起、可以理解、适度的焦虑，都属于正常焦虑反应。

焦虑障碍

（1）正常焦虑：大学生的焦虑多是正常的焦虑，大部分来源于由客观环境的压力引起的现实性焦虑，例如，在公开演讲前不自主地心跳加快、考试前的手心出汗等。同时，父母对子女期望过高、自我要求过严、在某方面与他人产生差距等原因也可能引发焦虑情绪。社会生活准则可引起大学生的道德性焦虑，如因害怕违反规定而产生自我责备与羞愧感。焦虑是大学生比较普遍的情绪表现，有些比较轻微的焦虑可以随时间自动消失。适度的焦虑有助于大学生在各方面表现出色，过分的焦虑则导致过度紧张，不能正确地进行推理判断。

（2）病理性焦虑：指没有明确的致焦虑因素，或者是对外界刺激反应严重或有持续的焦虑反应，也称之为焦虑障碍。这是一种以焦虑、紧张、恐惧情绪为主，伴有躯体症状和运动不安等为特征的神经症。

焦虑症有以下的临床表现。

（1）紧张不安和忧虑的心境。

（2）伴发的心理症状：注意力集中困难、记忆不良、对声敏感和易激惹。

（3）伴发的躯体症状：心悸、出汗、胸闷、呼吸急促、口干、便秘、腹泻、尿急、尿频等，运动不安表现为搓手顿足、坐立不安、全身肉跳等。

三、睡眠障碍

睡眠具有恢复精力、体力的功能，正常人每隔24小时有一次觉醒与睡眠的节律性交替。睡眠障碍包括睡眠节律紊乱以及睡眠中出现异常行为。睡眠障碍分为四大类。

睡眠障碍

（1）失眠：指患者对睡眠时间和质量不满意并影响白天社会功能的一种主观体验。主要表现为入睡困难；不能熟睡；早醒、醒后无法再入睡；频频从噩梦中惊醒；睡后精力没有恢复。还会引起疲劳感、全身不适、头痛、记忆力不集中等。

（2）白天过多瞌睡：白天出现无法克制的睡意，可有无意识动作、认知功能降低等表现，影响工作与学习。

（3）睡眠中的异常行为：主要指与睡眠有关的躯体异常或行为异常，如梦游症、梦呓、夜惊、梦魇、肌肉或肢体不自主跳动等。

（4）睡眠节律紊乱：患者的睡眠模式与常规的作息时间不同，从而出现失眠，青年人多表现为入睡和觉醒时间后移。

四、进食障碍

进食障碍是指由社会心理因素引起的故意拒食、节食或呕吐，导致体重减轻和营养不良，或出现不可克制的贪食等异常的进食行为，分为神经性厌食症和贪食症。

进食障碍

（1）神经性厌食症：特征为故意限制饮食，使体重降至明显低于正常的标准，为此采取过度运动、引吐、导泻等方法。常过分担心发胖，甚至已明显消瘦仍自认为太胖，并可出现精神症状，如焦虑、抑郁、失眠等。

（2）神经性贪食症：主要表现为不可抗拒的摄食欲望和行为，一般在短时间摄入大量食物、进食时常避开人,在公共场合则尽量克制。过后因担心发胖的恐惧心理,反复采用自我引吐、节食及大量运动等方法以减轻体重。

五、精神病性障碍

精神病性障碍是精神疾病中最严重的一种,最常见的是精神分裂症,往往症状复杂多样,涉及感知觉、思维、情感和行为等多方面的障碍,主要包括下面几类症状。

精神病性障碍

(1)感知觉障碍:精神分裂症可出现多种感知觉障碍,最典型就是幻觉,包括幻听、幻嗅、幻视、幻触等,其中最为常见的是幻听。患者的行为常受幻听支配,如耳边总有声音指挥自己等。

(2)思维障碍:思维障碍是精神分裂症的核心症状,主要包括形式障碍和内容障碍。思维形式障碍包括象征性思维和语词新作等,如语词新作指患者自创一些奇特的文字或符号,并赋予特殊的意义,他人无法理解。思维内容障碍主要指各种妄想,如被害妄想——无中生有地坚信别人对自己或亲人进行监视、攻击或迫害。

(3)意志和行为障碍:多数患者的意志减退甚至缺乏,表现为活动减少,离群独处,缺乏应有的积极性和主动性,对工作和学习的兴趣减退,对将来没有明确打算。

(4)情感障碍:精神分裂症最常见是情感淡漠,缺乏情感体验,对外界事物漠不关心。如亲人过世,患者却没有伤心感。此外,还可能出现情感倒错,如患者伤心时却唱愉快的歌曲。

(5)认知能力丧失:自知力指患者对自己精神状态的认识和判断能力,精神分裂症患者一般缺乏自知力,即患者不能认识到自己存在行为及心理的异常,否认自己的精神问题。

参考文献

[1] 夏翠翠.大学生心理健康教育(慕课版)[M].2版.北京:人民邮电出版社,2020.

[2] 蒋传发,邹亚超.大学生心理健康教育(微课版)[M].北京:人民邮电出版社,2018.

［3］王官成，刘艺.阳光心灵伴我成长：大学生心理健康导航［M］.2 版.北京：机械工业出版社，2020.

［4］王坚，谢康.大学生心理健康教育［M］.苏州：苏州大学出版社，2022.

［5］王清，王平，徐爱兵.大学生心理健康教育［M］.苏州：苏州大学出版社，2022.

［6］刘晓宇，全莉娟.大学生心理健康教育［M］.北京：新华出版社，2021.

［7］陈祉妍，郭菲，方圆.2022 年国民心理健康调查报告：现状、影响因素与服务状况［J］.北京：社会科学文献出版社，2023：1-29.

［8］向红著.大学生心理健康教育与发展研究［M］.北京：北京工业大学出版社，2023.

［9］郝伟，陆林.精神病学［M］.8 版.北京：人民卫生出版社，2018.

第五章

心理健康促进与维护技能

　　在当今社会，高校学生面临诸多挑战，如学术压力、职业规划、人际关系等，这些都可能对他们的心理健康造成影响。因此，了解和掌握维护心理健康的方法显得尤为重要。本章将介绍一系列心理调节的技术和策略，旨在帮助大学生构建健康的心理状态，使他们能够享受充实和有意义的大学生活，为他们未来的职业生涯和社会交往奠定了坚实的基础。

第一节　塑造健全的自我意识

　　"认识你自己"——这一德尔斐阿波罗神庙上铭刻的著名箴言，与中国的古老智慧"自知者明"不谋而合，共同强调了自我认知的至关重要性。两者皆敦促世人深刻理解自身的局限与潜能，通过自省明确自身的定位，知晓自己的长处与短板，认识并接纳自己，这是个人成长与智慧生活的基石。

一、自我意识的内涵

　　自我意识既是心理活动的主体，又是心理活动的客体，是涉及认知、情感、意志过程的多层次、多维度的心理现象。自我意

自我意识的内涵

识是个体对自己及自己与周围环境的关系各方面的认识、体验和调节的多层次心理功能系统，它包括自我认知、自我体验和自我调控三个部分。从自我意识的定义来看，自我意识包括三方面的内容：生理自我、心理自我和社会自我（表5-1）。

表5-1　自我意识的内容与结构

	自我认知	自我体验	自我调控
	如"我是一个什么样的人"	如"我是否满意自己"	如"我如何改变自己"
生理自我	对自己身高、体重、性别、外貌衣着、痛苦、饥饿、疲倦等的认识	占有感、支配感、爱护感等	追求身体的外表，物质欲望的满足等
社会自我	对自己的名望、地位、角色义务、责任、力量等的认识	责任感、义务感、优越感、成就感、自我效能感等	追求名誉地位，与他人竞争取得到他人的好感或认可等
心理自我	对自己的智力、性格、气质兴趣、理想、能力、记忆、思维等的认识	自信、自豪、自尊自恃、自傲或自卑、自责、自贱、自弃等	追求信仰，注意行为符合社会规范，要求智慧与能力的发展等

二、"人贵有自知之明"——正确认识自我

"人贵自知"，全面而正确的自我认识乃是构建健康自我意识之基。印度哲人克里希那穆提强调，智慧与博学若缺自我认知，终陷表面繁华。谚语云："自知，方能知世界。"探求自我真谛、正确认识自己的方法通常有以下三种。

如何塑造健全的
自我意识

（1）比较法：视他人为镜，映照自我。人际互动成为自我认知的重要源泉。通过与他人比较，我们能识别自身的优势与劣势，借鉴他人长处，弥补自身不足，缩短主观自我与客观自我的差距。然而，选择合适的比较对象与角度至关重要，否则可能导致自我贬低或无意义的攀比，例如，农村背景的大学生初入象牙塔，若一味自卑，或过分关注无法改变的外在条件，非明智之举。应适时调整视角，以实际行动后的成效作为评价标准更为适宜。

（2）内省法："吾日三省吾身"乃是自我洞察之匙。通过自我观察、心理剖析，形

成全面的自我画像。内省的三个维度包括：实际自我（外在条件与性格特点）、他人视角下的自我（强调社会反馈在自我认知中的作用）以及理想自我（内心追求与期望）。这三个面向共同构成了自我认知的复杂结构。

（3）实践检验法：于行动成果中认知自我。社会实践不仅是自我意识形成的关键环节，更是验证自我认知准确性的试金石。成功与失败都是宝贵的经验，前者增强信心，后者提供成长契机。不经一事，不长一智。重要的是，以成败得失为镜，审视自我的长短与性格，无论结果如何，都要从中汲取教训，避免重复错误，不断提升自我。

三、"天生我材必有用"——积极悦纳自我

培育自我意识的另一翼乃在于升华自我体验之境，核心便是拥抱"天生我材必有用"的信念，积极且无条件地接纳那个真实的自我，包括自己满意的、不满意的，优势和劣势等方面，皆视为生命赋予的独特礼赞。积极悦纳自我的实现方法有如下几种。

（1）正确剖析自我是自信之基：需如明镜般照见自我，不避讳短，不掩其长，诚实地列出自身优势和劣势，理性审视。接纳自我的不完美，是自信之源，相信自己有价值，努力扬长避短，成就更佳的自我。

（2）能力铸就自信，目标导向未来：当今时代，学历渐退幕后，能力登上前台，成为衡量人才的标尺。大学生应以此为导向，设定发展目标，不仅求知若渴，更需在实践中历练，让能力成为自信的坚实后盾，让每一步前行都踏在实处。

（3）内省与归因，增强自信之梯：把成功归因于能力和努力等可控的因素可以增强自信，信心来源于实力。把失败归因于自我努力不够，每一步挫败都转化为前行的动力，自信随之增长，悦纳自我自然水到渠成。

四、"阳光总在风雨后"——超越完善自我

自我调控是主动定向改造自我的过程，也是个体对待自我态度的具体化过程，是健全和完善自我意识的关键路径。其中，元认知监控作为一种科学策略，发挥着核心作用。该策略涉及自我认知活动的全程，通过自觉监视、控制与调整，促进自我意识的提升。

元认知监控包含三大环节：规划、监督与调整。首先，基于既往知识与体验，制订目标明确的行动计划，预设策略与预期结果。其次，在实施中实时评价进展，识别问题，确保行动与目标相符。最后，通过结果检查，采取必要的纠正措施，优化认知策略。

对于正值青年的大学生而言，自我发展常与社会现状产生摩擦。鉴于环境难以改变，自我调整成为必然。因此，针对其自我意识特性，输入恰当的元认知知识，构建完善的元认知体系，尤为重要。通过强化元认知调控能力，促进生理、心理及社会文化素质的和谐发展，实现个体与环境的正面互动，推动自我意识健康成长，迈向完美人格的塑造。

第二节　压力应对技能

如同月有圆缺、草有枯荣，成功与挫败、压力与欢乐本是一枚硬币的两面，相伴而生。当代大学生面临学业、人际、职业发展等方面的压力，在充满竞争性的环境中也可能遭遇挫折，学会如何适应环境应对压力与挫折，提升抗逆力和耐挫力，是大学生身心健康的有力保障。

一、正确认识压力

1.压力的定义

压力是指在适应生活的过程中，当环境的需求和自身的应对能力不匹配时，个体感受到的一种身心紧张状态。压力的产生有以下三个关键要素：①觉察到了挑战。例如，不能顺利毕业会带给个体巨大的压力。②压力事件对个体具有重要的价值。

正确认识压力

例如，非常在意考试成绩的同学在考试时就会有压力。③事件结果的不确定性。如果个体能够很容易地战胜挑战，就不会有压力体验；当面临巨大挑战时，如果个体不确定自己是否能够成功，则有可能感受到压力。

2.压力的影响

压力对人们的影响比我们想象的更为复杂。压力通常被认为对人体有害，可引发多种疾病，如神经衰弱、溃疡等，但适度的压力其实可以激发人们的潜能，让人们高效地完成任务，促使人们更好地应对生活的挑战，从而获得较好的绩效。那些在考场上超常发挥的同学，以及在运动场上尽情挥洒汗水的同学，都是将压力调到适度水平的例子。这就是加拿大生理学家汉斯·塞耶(Hans Selye)提出的"压力适当论"，如图5-1所示。

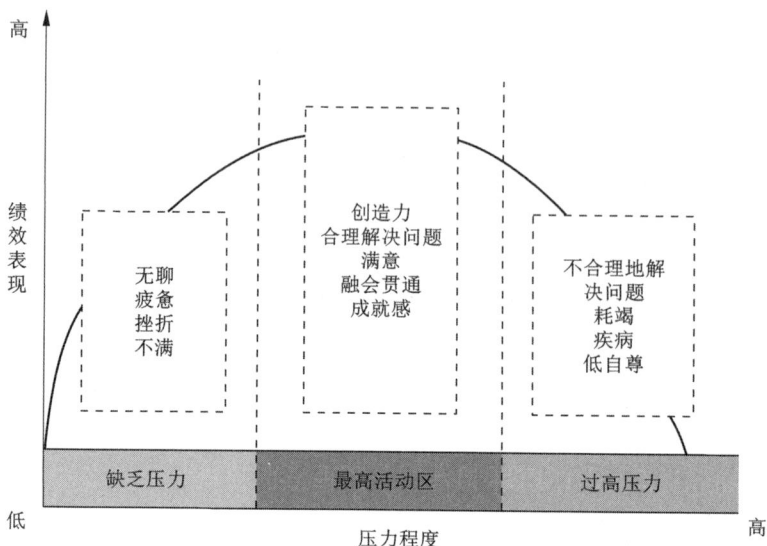

图 5-1　压力适当论

当个体在压力状态下，会出现一定的生理反应和心理反应，这些身体和心理信号提示人们要关注自己的压力水平。压力过大时的症状可以从以下四个方面表现出来（表 5-2）。

表 5-2　压力过大时的身心反应

不同反应	具体表现
生理反应	心率加快，血压增高，呼吸急促；肠胃失调，如发生溃疡；身体疲劳、受伤、睡眠不好；出汗多等
认知反应	注意力下降、难以专心，容易分心；记忆力、分析能力和逻辑思维能力下降，容易思维阻塞、遗忘等
情绪反应	精神紧张、焦虑、不安、烦恼；易怒、攻击性增强；恐惧、无助、悲观失望、自责等，情绪控制力下降，工作成就感降低
行为反应	学习、生活兴趣下降；活动计划性、目标感降低，经常顾此失彼、被动应付；回避倾向，不愿与人交流，想要一个人待着

3. 挫折与抗逆力

每个人的一生中都可能遇到各种挫折，考试失利，面试失败，求爱被拒，当你面临这些挫折时，你有从中复原的能力吗？抗逆力（Resiliency，也被称为复原力、心理韧性)指个人面对逆境、创伤、悲剧、威胁或其他重大压力时的良好适应过程,也就是对困难经历的反弹能力。科学家认为,当遇到一些重大挫折或灾难时,大部分人都会暂时出现一些心理创伤,如失眠噩梦、抑郁等。但是,人们慢慢会减少创伤带来的不良反应,一段时间之后,大部分人都能恢复正常的身心状态。这就好像一根弹簧被挤压变形之后,随后就能恢复原状。人的心理也是一样,在遇到变故或逆境后,具备良好抗逆力的人会迅速恢复,回到正常状态。

二、常用压力应对技术

1.放松训练法

放松是指身体或精神由紧张状态转向松弛状态的过程,它主要是为了消除个体肌肉的紧张。放松训练又称松弛反应训练或自我调整疗法,是一种通过机体的主动放松来增强对身体自我控制能力的有效方法。放松训练是一种个体完全可以掌握的解决紧张焦虑等情绪困扰及压力过大引起的躯体症状的方法,这种方法简便易行,实用有效,较少受时间、地点、经费等条件限制。

(1)呼吸放松法:包括腹式呼吸放松法、鼻腔呼吸放松法、控制呼吸放松法等,其中以腹式呼吸放松较为常用。开始前准备一个安静的环境和舒适的姿势,可以坐着、半躺着、平躺着都行,闭上眼睛或平视前方,双手可以放在身体两侧,也可以放在下腹部。先呼气,感觉肺部有足够的空间来进行深呼吸。然后用鼻子深吸气,直到不能吸为止,感觉放在腹部的手向上推,保持 3 秒,心里默数 1、2、3,停顿 1 秒,再用嘴把气体缓缓呼出(图 5-2),在心里默数 1、2、3、4、5。想象不快、烦恼、压力都随着每一次呼气慢慢地呼出,感觉身体越来越放松,心情越来越

呼吸放松法

呼吸放松法音频

平静。如此反复练习 10~15 次。请注意练习时尽量将注意力放在呼吸上,要尽量做到深而大的呼吸,记得要用鼻子深吸气,直到不能吸为止。呼气的时候一定要把残留在肺部的气呼干净,同时头脑中可以想象,你所有的不快、烦恼、压力都随着每一次呼气将之慢慢地呼出。

(2)肌肉放松法:即渐进性肌肉放松训练法(PMR),是目前一种广泛应用的放松方法。它的具体做法是通过全身主要肌肉收缩—放松的反复交替训练,使人体验到

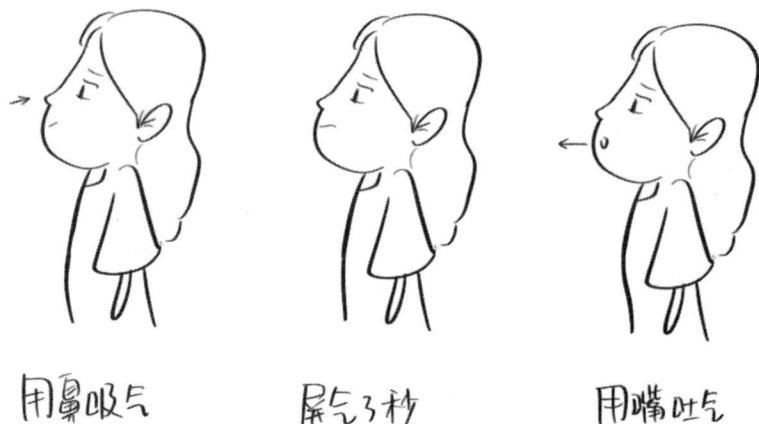

用鼻吸气　　　　屏气3秒　　　　用嘴吐气

图 5-2　腹式呼吸放松法

紧张和放松的不同感觉，从而更好地认识紧张反应，并对此进行主动地放松，最后达到身心放松的目的。因此，这种放松训练不仅能够影响肌肉骨骼系统，还能使大脑皮质处于较低的唤醒水平，并且能够对身体各个器官的功能起到调整作用。

肌肉放松法

　　在这种放松训练的每一个步骤中，最基本的动作是：①紧张你的肌肉，注意这种紧张的感觉。②保持这种紧张感 3~5 秒钟，然后放松 10~15 秒钟(图 5-3)。③最后，体验放松时肌肉的感觉。放松的顺序为：上肢、肩部、头部、颈部、胸部、腹部、臀部、下肢，直至双脚，依次对各组肌群进行先紧张后放松的练习。经过渐进性肌肉放松训练法训练之后，一般都会感到头脑清醒、心情平静、全身放松、精力充沛。

肌肉放松法音频

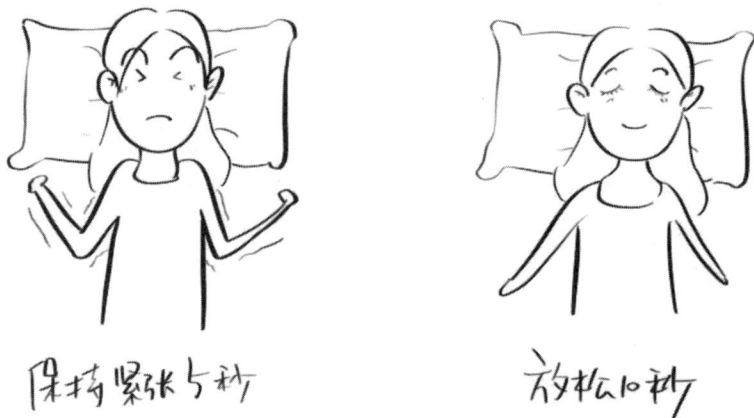

保持紧张5秒　　　　　放松10秒

图 5-3　渐进式肌肉放松法

（3）想象放松法：美好的想象，轻松的音乐，适当的心理暗示，可以使人的心情轻松、思维开阔，使人的自信心增强。想象放松训练可将想象、音乐和暗示法融为一体（图5-4）。建议大家可以下载相关的音乐放松音频。具体做法是请找出一个曾经经历过的、给自己带来最愉悦的感觉，有着美好回忆的场景，可以是海边、草原、高山等，用自己多个感觉通道去感觉、回忆。

想象放松法

想象放松法音频

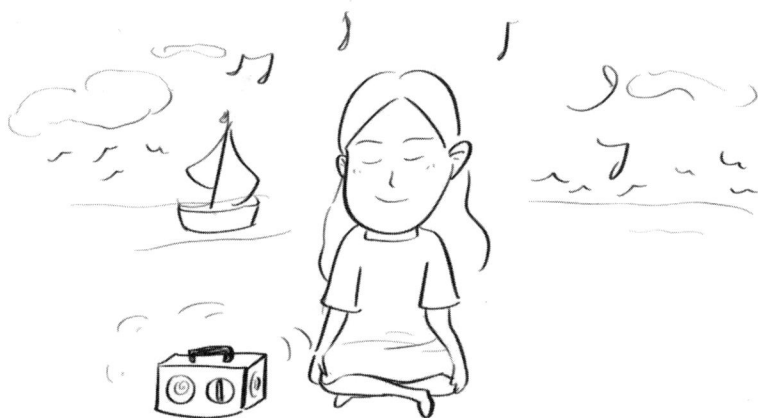

图5-4　想象放松法

2. 运动减压法

运动是比较有效的减压方法。运动能缓解压力是有科学依据的：运动不仅能促进人体血液循环，提高心肺功能，增强免疫力，更为有趣的是它还能促使人体分泌内啡肽。内啡肽被科学家称为"快乐激素"，因为它能使人体产生愉快的感觉，帮助人们减轻压力，促进身体健康。慢跑、健身操、散步、瑜伽、打太极拳都是很好的减压运动，在感觉压力比较大的时候不妨试一下。

运动减压法

3. 社会求助法

人是社会性动物，任何人都不能离开他人而生存。人与人之间是需要互相关心、互相帮助、互相爱护的，这是一种社会支持，它可以调适个体的压力和挫折反应。研究发现，人际和谐可以增加个体的心理韧性，社会支持可以降低压力和挫折对大学

社会求助法

生的消极影响，并且降低压力和挫折导致疾病的发生率。因此，对于大学生而言，在面对压力与挫折时，要主动寻求社会支持，如寻求感情、物质及信息方面的支持，对减轻心理压力、降低压力和挫折对个体的消极影响是十分重要的。此外，心理咨询也是寻求社会支持的有效方式之一。

4. 减少压力源

直接减少压力的方法就是完成压力任务，提高做事的效率。当个人的能力和精力处于极限状态时，避免压力过大的方式之一就是"量力而行"，也就是不要让自己绷得太紧，不要凡事都揽到自己身上。自己应该承担的任务，应尽力做好，当仁不让；不是自己应该承担的任务，要学会拒绝或授权给他人。

其他减压法

5. 转换思维法

压力是一把双刃剑，压力对个人的影响与个人对压力的认知有很大关系。凯利·麦格尼格尔在《自控力：和压力做朋友》书中介绍了一项盖洛普世界民意调查，研究人员在121个国家访谈了12.5万余人，调查了压力水平和幸福感指数两个指标，调查结果令人诧异：压力指数越高，幸福度也越高。压力可以激发人的潜能，带来动力和挑战。改变对压力的思维方式，重新定义压力，从压力或挫折中找到意义和价值，心态和行为也会跟着转变。

附录1:

压力应对简易自助手册

一、觉察压力:记录你的压力事件,并判断压力水平的高低,1分代表压力水平最低,10分代表压力水平最高;评估压力对你的影响,1分代表影响最小,10分代表影响最大。

压力事件	生理反应	认知反应	情绪反应	行为反应	压力水平	对个体的影响
例如:期末考试即将来临	心慌、胃口差	自己学习状态差,肯定考不好	烦躁、担忧	走神、效率低	6	7

二、压力事件"分拣":列举你现在的压力源/事件,并对其进行分拣梳理。请记住,澄清压力本身可以缓解压力!

压力事件(比如:很难减肥、一份待完成的报告、一个临近的考试等)	"分拣"压力事件(把你写好压力事件序号分别填写在下面4种类型里)
急性压力事件: 1. 2. 慢性压力事件: 3. 4.	1. 不该你做的: 2. 可以让别人做的: 3. 你可以立马去做的: 4. 其实不做也没事的:

三、压力应对:列举遇到压力你的应对措施(注意评价是否有效)。

□倾诉宣泄　　　　□转移注意力,宣泄放松　　　□做放松训练　　　　□运动

□授权拒绝　　　　□时间管理,事件分类　　　　□制订行动计划,完成任务

□发现挫折与压力背后的机遇和意义_____

□转换积极思维:_____　　　□其他:_____

四、寻求人际支持：遭遇压力时，积极寻求帮助可以减压，请列举你的人际资源清单。

可以寻求支持的人	你期待得到的支持
比如，好闺蜜	听我吐槽，疏泄情绪
比如，妈妈	一顿美食，暖心的话语
比如，导师/学校领导	协调其他部门的资源

五、长期压力管理策略：请勾选适合自己的"健康生活清单"。

□保持规律作息，每天固定同一时间就寝和起床

□使用合适的技巧帮助自己入睡，比如，睡前泡脚、喝温牛奶

□听放松心情的助眠音乐

□每天练习正念冥想或肌肉放松

□选择1~2种适合自己的运动

□坚持每周运动2~5次

□定期与朋友约会，倾诉聊天

□营养均衡的饮食，多吃蔬菜、水果、坚果和粗粮

□多吃富含铁、锌和维生素的食物

□睡前半小时不使用电子设备

□采用健康方式宣泄情绪，如听音乐、唱歌、写日记

□定期出去走走散散心，欣赏大自然

□坚持至少一项爱好，如弹吉他、做饭、钓鱼

□其他_____

第三节　情绪管理技能

重逢的朋友举杯畅谈，恋人们的深情吻别，这些真挚的情感总是深深触动我们的心灵，带来无比的安慰和幸福。然而，在快速的现代生活节奏中，我们也经历着情绪的复杂多变，时而喜悦，时而愤怒，时而悲伤，时而快乐。这些无形的情绪状态悄无声息地影响着我们的日常生活以及周围人的感受。因此，关注并科学地管理自己的情绪，提升个人的情商，不仅是一种智慧，更应成为每个人生活中的一门重要课程。

一、正确认识情绪

1. 情绪的定义

我们几乎每天都与情绪打交道，情绪使我们的生活多姿多彩，同时也影响着我们的生活及行为。情绪可以制约人的发展，也可以成就非凡的人生。那么情绪到底是什么呢？一个说法是：情绪是一种对外部刺激事件产生的生理和心理反应（包括主观感受、认知评价、生理变化和行为反应四个要素）。情绪可以通过人的表情、动作和言语表现出来，常常会伴随一定的生理唤醒。比如，你的一次考试分数比所预期的要高，你会感到开心（主观感受），心里想着"真是个好消息，我进步了，努力没白费"（认知评价），感到兴奋，喜笑颜开，甚至合不拢嘴，激动得心跳加快（生理变化），可能你什么都没做，也可能蹦蹦跳跳地向其他同学分享炫耀（行为反应）。

正确认识情绪

2. 情绪的功能

情绪本身没有好坏之分，但从功效角度来看有积极情绪和消极情绪之分，积极的情绪有：兴奋、快乐、满足、平和等；消极的情绪有：悲伤、害怕、焦虑、嫉妒等。一般来说，当人的内心需要得到满足时，往往会产生积极乐观的情绪；反之，当内心需要没有得到满足时，则会产生消极悲观的情绪。

不论是积极情绪还是消极情绪，都有它的功能。①适应功能，比如，婴儿通过情绪表达，哭喊让母亲看到，母亲予以关心照护，而让婴儿生存下来。②动机功能，情绪会给人一种内驱力。比如，一次考试失利让你感到沮丧，这种消极情绪会提醒你注意到自己的知识盲点，可能激发你的斗志，发奋学习。③组织功能，就是情绪足以影响其他心理过程。比如，人们常说"笑口常开，好彩自然来"，指人在处于积极状态时容易注意事物美好的一方面，而悲观时则甚至会使自己变得容易产生攻击性行为。④社会功能，即人所体验的情绪，对社会行为有重大影响。比如，个体开心时，更愿意去帮助周围的人；抑郁低沉时，则不愿意出门参加社交活动。

二、常用情绪调适技术

1. 理智调适法

（1）情绪 ABC 理论：如果说情绪是奔腾的"洪水"，那么理智就是一道坚固的"闸门"。理智调适法就是用理性的意识管理非理性的意识。情绪 ABC 理论（见图 5-5）的创始者埃利斯认为：正是由于我们常有的一些不合理的信念才使我们产生情绪困扰。

理智调适法

这些不合理的信念如果长期持续，还会引起情绪障碍。在情绪 ABC 理论中，A 表示诱发性事件；B 表示个人针对此诱发性事件产生的一些信念，即对该事件的一些看法、解释；C 表示自己产生的情绪和行为的结果。情绪 ABC 理论认为并不是 A 直接导致 C，而是在 A 和 C 中间还有个 B（即我们的认知）导致了我们的情绪和行为反应。面对同样发生的事情 A，不同的人可能有不同的想法 B，那么他们的情绪行为结果 C 也可能各不相同。

```
A诱发事件  →  B信念  →  C情绪行为反应
                 ↓
              D干预反驳  →  F新的结果
```

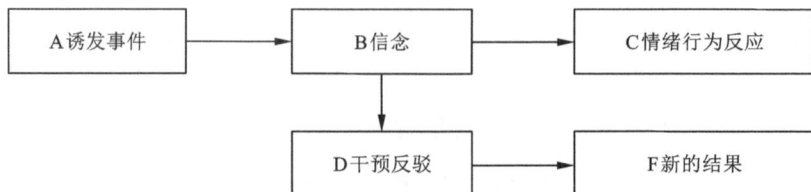

图 5-5　情绪 ABC 理论框架

（2）常见的不合理信念：人天生具有歪曲现实的倾向，所以造成问题的不是事件，而是人们对事件的判断和解释。容易引起人们不健康的负面情绪的三种常见的不合理信念（或思维模式），具体如下。①绝对化：是指人们常常以自己的意愿为出发点，认为某事物必定发生或不发生的想法。这也称为"必须型思维方式"，他们的思维观念中常常带有"应该""必须""一定"这些词语。例如："我付出了很多努力，这次考试一定要考好""我必须受到同学和老师的欢迎和认可，否则我就是不可爱的"。②过分概括化：是指常常以某一件或某几件事来评价自身或他人的整体价值，也就是"总是型思维方式"，它常常把"有时""某些"过分概括化为"总是""所有"等，常常因为一些事情就以偏概全地给自己和他人下结论，片面地给自己或他人贴上标签，这就好像凭一本书的封面来判定它的好坏一样。例如，组织一次小组活动失利，就否定自己的组织能力，认为自己一无是处，"我连这么简单的事情都做不好，我总是这么没用"。③灾难化：是指认为如果一件不好的事发生了，将非常可怕、非常糟糕，甚至是一场灾难，也就是"糟糕至极型思维方式"。例如，"这一次考试失败，我的高考肯定也考不好，一切都完了""我这次竞选，没当上班长，太丢脸了，以后我在班上不会再受大家的喜欢了"。

（3）转换思维、调适情绪的步骤：由上可知，大学生在面对情绪困扰时，可以通过调整 B——即我们的认知和信念——来调适情绪。①首先，个体需要意识到并识别出自己的不合理信念。例如，某学生因一次考试成绩不佳而感到极度沮丧，这可能是因为他有一种"必须考好，否则我就是失败者"的绝对化思维。②识别这种思维后，步骤二是质疑和重新评估这些信念。学生可以问自己："一次考试的成绩真的能定义我的整个学术生涯吗？""失败真的意味着我一无是处吗？"③接下来，是替换不合理的信念。学生可以尝试采用更加灵活和现实的思维方式，如："虽然这次考试没考好，但我可以从中学习到哪些东西？""每个人都有不擅长的领域，我可以努力改善。"这种思维转换有助于缓解情绪压力，使学生能够以更加积极的态度面对挑战。④最后，实践新的认知模式。大学生可以在日常生活中不断练习这种理性的思维方式，比如，通过情绪日记记录思维转变过程，或与朋友讨论自己的感受和新的认知方式。这种持续的练习有助于巩固新的健康思维模式，从而在面对未来的挑战时，能够更加稳定和成熟地处理情绪。

2. 五感安抚法

在情绪管理中，通过五感来安抚自己、纾解情绪是一种有效的方法，它基于感官刺激与大脑的情绪中心紧密相连，能够影响我们的情绪状态这一原理。当我们通过这些感官接收到愉悦的刺激时，一方面可以转移我们的注意力，另一方面可以促使大脑释放多巴胺、血清素等神经递质，这些化学物质能够帮助我们缓解焦虑和压力，从而达到平复情绪的效果。

五感安抚法

（1）视觉：视觉刺激可以极大地影响人的情绪状态。例如，观看一些自然风景的图片或视频，如流水、绿林等，可以帮助人放松和减轻压力。色彩也对情绪有影响，蓝色和绿色通常被认为具有安抚心灵的效果。

（2）听觉：听觉通过音乐或自然声音对情绪调节尤为有效。轻柔的音乐、自然的声音如鸟鸣、波涛声可以显著降低心率和血压，帮助人体达到放松状态。

（3）嗅觉：嗅觉是情绪记忆中非常强大的触发器。某些香味，如薰衣草、茉莉和橙花味的香薰或体香剂，已被证实具有减轻焦虑和改善心情的效果。

（4）味觉：舌尖上的味蕾可以通过品尝美食来提升心情。例如，巧克力就是著名的"快乐食品"，它含有可以促进大脑产生愉悦感的化学成分。

（5）触觉：身体接触，如拥抱、按摩或抚摸柔软的物品（如宠物的毛发、柔软的毛绒玩具）都可以刺激皮肤下的感觉器官，从而减轻紧张感和安抚情绪。另外，冷刺激可以帮助"重启"人的大脑，人们也可以使用冷冻技巧，比如，情绪激动时用冷水洗脸或拿冰块握在手里，来降低情绪的温度和紧迫感。

3. 合理宣泄法

人们把情绪表达出来比压抑或者回避更有益于心理健康。采取合适的方式，选择适宜的场合和形式宣泄情绪，可以恢复理智感和心理平衡。宣泄的方式有倾诉、在适合的场合哭喊、运动、写日记等。不论采取何种方式，都要以不损害他人、集体和社会的利益，合乎社会规范，不激化矛盾为原则。

合理宣泄法

4. 正念冥想法

正念冥想是一种源于佛教的心理实践，近年来在现代心理治疗中被广泛应用于情绪压力管理。其核心原理是通过全然的、无评判的注意力关注当前的经验，帮助个体从自动化的思维模式中解脱出来，从而减少对负面情绪的反应性和依赖性。正念冥想可以帮助人们学会在日常生活中更好觉察自己的情绪和思绪，从而在面对挑战时，能够更加从容不迫地作出反应，有效地管理和调节情绪。大家可以参照网络上相关的正念冥想音频进行练习，大致方法如下。

正念冥想法

（1）找一个安静的地方。选择一个不会被打扰的安静环境，坐在椅子上或垫子上，保持身体直立但放松。

（2）关注呼吸。闭上眼睛，将注意力放在呼吸上。感受空气进入和离开你的鼻子或嘴巴，注意你的胸部或腹部的升降。

正念呼吸音频

（3）观察思绪。当你发现思绪开始游离时，不要试图阻止它们，也不要对它们进行评判。简单地注意到这些思绪，然后温和地将注意力重新引回到呼吸上。

（4）持续练习。初次尝试时，可以从每天 5~10 分钟开始，逐渐增加时间。

5. 理性表达法

不过分压抑情绪、适当表达情绪也是维护心理健康的关键。在面对负面情绪时，在适当的时间和环境中，通过行动、声音和眼泪等方式表达情绪，是一种天然的疗愈过程。另外，当情绪高涨时，尤其是愤怒时，应避免在他人面前冲动地表达，以免造成伤害或加剧冲突。此时可以使用"三步法"来理性表达情绪，以下以一个场景进行简要说明。

理性表达法

情景：假设你是一个硕士研究生，正在撰写论文。你已经多次向导师提交了草稿，希望得到反馈，但导师的反馈迟迟未到，这让你感到焦虑和不确定。

（1）讲出真相：用事实说话，就事论事。开始对话时你可以说："我已经在两周前提交了最新的论文草稿，我注意到到目前为止还没有收到您的反馈。"

（2）说出感受：使用"我……"语句表达个人感受，避免使用"你……"，以免给他人被指责的感受。如"这让我感到有些焦虑，因为我担心没有足够的时间来根据您的反馈修改论文，这对我的研究进度产生了影响"。

（3）表达需求：清楚地告知他人自己的期望和需求。如"我理解您可能非常忙，但如果可能的话，我希望能在接下来的一周内得到您的反馈，这样我就有足够的时间进行必要的修改"。

通过这种方式，你直接而礼貌地表达了自己的情绪和需求，同时也给了导师一个明确的期望。这样的沟通有助于避免误解和冲突，同时促进了有效的解决方案的产生。

附录2：

情绪管理简易自助手册

一、**觉察情绪**：记录你的生活事件、情绪感受、情绪背后的需求及行为反应，并判断情绪强度的高低，1分代表情绪强度最低，10分代表情绪强度最高。

生活事件A	信念/想法B	情绪感受C	情绪强度	背后的需求	行为反应
例如：统计学考试成绩不佳	自己认真看书了还没考好，我真失败	伤心、沮丧、羞愧	7	想考出好成绩，赢得自尊和他人认可	不理人，夜间不停刷手机

二、**情绪急救**：列举情绪"降温"措施（注意评价是否有效）。

□合理宣泄：□倾诉　　□在适合的场合哭喊　　□运动　　□写日记

□五感自我安抚：□触（如撸猫、洗冷水脸）　　□听（如听轻音乐）

□嗅（如闻闻花香）　　□味（如喝喜欢的奶茶）　　□视（如翻翻老照片）

□转移注意力　　□正念冥想　　□放松训练　　□积极投入行动　　□其他：＿＿＿＿＿＿

三、**反思转换思维**：对你的想法/信念进行质疑和评估，并与可能的不合理信念进行辩驳。

自我发问	具体内容
你的信念/想法可能存在的认知偏差？	□绝对化要求（要求自己或他人"必须""应该"如何） □灾难化思维（把事情结局想得过于糟糕和可怕） □过分概括化（以偏概全，因某事就给自己或他人贴标签） □过于完美主义（任何事情都要表现完美） □归因偏差（都是自己的错，因为自己无能/不讨人喜欢） □选择性负面关注（只看到消极面信息，对积极面视而不见） □非黑即白（从两个极端看待事物，没有灰色区间） □其他认知偏差

续表

自我发问	具体内容
有什么证据支持/反驳我的想法吗？	☐支持这个想法的证据与例子 ☐反驳这个想法的证据与例子 ☐最糟糕/好/有可能的结局是什么？发生的可能性分别有多大？
权衡一下，更合理的想法是什么？	
感受一下新的情绪和行为反应是什么？	

四、寻求支持与表达情绪：当你处在负面情绪状态时，可以向他人寻求支持，倾诉和表达情绪，请列举你的人际资源清单，写下如何理性表达自己的情绪。

可以寻求支持的人	讲出真相	说出感受	表达需求
比如，导师	"我注意到两周了还没有收到您的反馈意见"	"我感到有些焦虑"	"我希望能在一周内得到您的反馈"

五、积极情绪加油站：我们大脑有四种"快乐激素"，请勾选适合自己的"阳光生活清单"。

多巴胺：奖赏激素	血清素：情绪稳定剂	催产素：幸福荷尔蒙	内啡肽：天然止痛药
☐尝试新事物	☐晒太阳	☐听音乐	☐中等强度运动
☐听音乐	☐体育运动	☐和爱的人拥抱	☐开心笑
☐成功完成小任务	☐健康饮食	☐赞赏别人	☐听音乐，绘画
☐冥想	☐冥想	☐参加志愿活动	☐冥想/瑜伽
☐补充铁和维生素 B	☐补充维生素 D	☐与朋友相处	☐食用少量黑巧克力
☐吃少量甜食	☐进行感恩练习	☐和小动物玩耍	☐食用少量辛辣食物

第四节　人际交往技能

人际交往是人的基本需求，良好的人际关系是一个人获得快乐和获得成功的重要因素。处于由学校向社会过渡阶段的大学生，更需要发展人际交往的能力，掌握人际交往的智慧，消除人际困扰，以便将来更好地融入社会生活。通过本节学习，我们可以认识到良好的人际关系对大学生身心发展的重要意义，了解人际交往的理论，掌握人际交往与沟通的技巧和方法，学会利用人际资源在合作和竞争中实现双赢。

一、人际交往的意义

人际交往是指人与人之间相互作用的动态过程。它是社会生活中，人与人之间通过一定的方式进行接触，交流思想、沟通感情、传递信息，并在心理上和行为上相互产生影响的互动过程。人际交往既是人的社会性的体现，也是人的社会性存在的前提条件。美国卡耐基基金会对成功人士进行研究时发现：一个人的成功15%要靠专业知识，85%要靠良好的人际关系。社会学家讲过这样一句话："成功来自聚会。"

人际交往既是个人发展的需要，也是人们精神生活的需要。良好的人际关系对大学生的发展具有以下五个方面的意义：①获得信息。通过认识更多的人了解更多的事，交换更多的思想，获得更多的信息。②知己知彼。在人际交往中与他人的比较和他人对自己的评价中，客观、全面地认识自己。③人际合作。人际关系影响大学生之间的群体凝聚力和学习效率。④调节身心。通过相互交往诉说个人的喜怒哀乐，在心理上可以获得一种归属感和安全感。⑤促进社会化。人际交往可以让人学会与他人合作和竞争的能力，培养良好的道德品质，完善和健全人格特征，从而使自己成为一个成熟的社会人。

二、人际交往的心理效应

(1)首因效应：首因，即最初的印象或称第一印象，在人际交往中，人们往往注意开始接触到的信息，如对方的表情、身材、容貌等，而对后来接触到的信息不太注意，这就是首因效应，即我们常说的"先入为主"。形成第一印象所依据的信息是有限的，也不一定是真实可靠的。正所谓"路遥知马力，日久见人心"，仅凭第一印象就妄加判断，"以貌取人"，往往会带来不可弥补的错误。

人际交往的心理效应

（2）近因效应：近因效应是指多种刺激依次出现的时候，印象的形成主要取决于后来出现的刺激，即交往过程中，我们对他人最近、最新的认识占了主体地位，掩盖了以往形成的对他人的评价。多年不见的朋友或老同学，在自己的脑海中的最深的印象其实就是临别时的情景。首因效应和近因效应不是对立的，在对陌生人的认知中，首因效应比较明显；而对熟识人的认知中，近因效应作用明显。

（3）光环效应：又称晕轮效应，它是一种影响人际知觉的因素。这种"爱屋及乌"的强烈知觉的品质或特点，就像月晕的光环一样，向周围弥漫、扩散，所以人们就形象地称这一心理效应为光环效应。名人效应是一种典型的光环效应，广告主角大多都是歌星、影星等名人，因为名人推出的商品更容易得到大家的认同。男女朋友之间也经常会出现光环效应，两个恩爱的人在一起，便会觉得对方身上都是优点，没有一点缺点。

（4）刻板效应：刻板效应是指由于社会的影响，对某个人或某一类人产生的一种比较固定的看法。如我们一般认为：北方人豪爽，南方人精明；工人粗犷，农民淳朴；胖人心地善良，虎头虎脑的人忠厚诚实。这些都是刻板印象。刻板印象在人际沟通中有利有弊，从积极的一面来讲，它有助于我们对他人有一个概括性的了解；从消极的一面来讲，刻板印象抹杀了个别差异，容易形成偏见，使人做出错误的判断。

（5）投射效应：投射效应是指将自己的特点归因到其他人身上的倾向。在认知和对他人形成印象时以为他人也具备与自己相似的特性的现象，把自己的感情、意志、特性投射到他人身上并强加于人，即推己及人的认知障碍。比如，一个心地善良的人会以为别人都是善良的；一个经常算计别人的人就会觉得别人也在算计他；等等。投射效应使人们倾向于按照自己是什么样的人来知觉他人，而不是按照被观察者的真实情况进行知觉，是一种严重的认知心理偏差，辩证地、一分为二地去对待别人和对待自己，才是克服投射效应的有效方法。

三、人际关系提升技能

1. 赞美的技巧

真诚赞美别人不但会使被赞美的人产生心理上的愉悦，而且可以使赞美的人经常发现别人的优点，从而使自己对人生持有乐观、欣赏的态度。布吉林教授等人，曾经提出在人际交往中成为受欢迎的人的"3A"法则。第一个 A（accept）：接受对方。第二个 A（appreciate）：重视对方。第三个 A（admire）：赞美对方。虽然人们都喜欢听赞美的话，但并非任何赞美都能使对方高兴。能引起对方好感的赞美，只能是那些基于事实、发自内心的赞美。因此，在人际交往中，对他人进行赞美应从具体的事入手，善于发现别人哪怕最微小的长处，并不失时机地予以赞美。赞美用语越翔实、具体，说明你对对方越了解，对他的长处和成绩越看重。让对方感受到你的真挚、亲切和可信，你们之间的距离就会越来越近。

赞美的技巧

2. 适度自我暴露

在人际交往中，主动表达与分享才能建立互动的机会，才会加深彼此的关系。首先，要培养表达的意愿，尤其对于偏被动型的人或喜欢倾听的人，适当地表达自己是自我灵活性的一种体现，是建立进一步关系的前提。然后，要进行表达的行动。表达的行动又分为两类，一类是要表达自己的想法和感受，另一类是对他人的想法和感受的反馈。下面列举了一些主动表达的建议。

（1）当你感受到内心想要讲话的意愿，又冒出不表达的理由时，请勇敢地表达，在这样的时刻，多行动少思考。

（2）把握表达的主线，让表达更有条理。

（3）表达的内容较多时，可以分几个小点来讲，如列出1、2、3。心理学的观点认为，人类一次性只能记住 3~7 条信息，最多不超过 7 条。

（4）关注人际互动中的眼神、表情、姿态等非言语信息，从而更好地理解与表达感受。

（5）注意表达要循序渐进，要与人际关系发展的不同阶段相对应。在人际关系发展的早期阶段，不适合进行过深的表达。随着人际关系的深入，表达也逐渐深入。

3. 积极行动的技巧

想拥有良好的人际关系，积极行动才是关键。积极行动的技巧如下：

积极行动的技巧

（1）开拓行动。结交朋友会让人们更快乐。心理学家迪纳总结说："想要追求快乐，就应该培养社交能力、建立亲密的人际关系与人际支援。"大学生应该多参加班级、学校活动，扩展自己的人际交往范围。大学生在与朋友交往中应该真诚地表露自己，同时对他人的真诚表露给予回应。

（2）充值行动。你知道情感账户吗？当然这是一种隐喻，但不论你是否意识到，人们在初次相识时，彼此之间就开设了账户。每次你让对方开心，做了一些让对方高兴的事，就是在向对方的账户里存款；每次你让对方哭、受挫折、受痛苦，就是在向对方的账户中取款。

大学生要常常记得为自己友谊的情感账户充值。充值方式如下：①共享优质的美好时光；②默默为他/她做一件事，不计回报；③记住他/她的生日；④和他/她分享你的痛苦和喜悦；⑤在他/她需要的时候给予陪伴。

（3）感恩行动：感恩是一种积极的人格特质，有利于人们建立和谐的人际关系。积极心理学的相关研究显示，感恩与幸福感和人际关系有密切关系。你可以在5-3表中写出你过往经历中的重要人物，可以是给你积极影响的人，也可以是给你消极影响的人，并写出你感恩的理由。

表5-3　感恩生命中的贵人

姓名	带给你的影响	感恩的理由

4.处理冲突的技巧

人际冲突是一个信号，提示人们之间发生了矛盾，需要进行处理，冲突的发生也是要求改善现状的一个信号，对于冲突的良好解决，有时候反而可以促进彼此的关系。冲突的结果不一定只是胜负之分，而是要达到双方皆满意的共赢局面，这就需要同学们掌握必要的处理人际冲突的技巧。

冲突处理技巧

①澄清并界定问题。倾听对方的真实想法和感受，找到彼此冲突的焦点，明确界定问题，这是解决人际冲突的第一步。界定问题真正的挑战在于澄清问题的本质，达成共识，明确通过解决问题可以达成怎样的目标。

②学会换位思考，理解对方的需要。发生人际冲突不是交往双方的目的，关键在于冲突背后的心理需求是什么。冲突中的个体都想表达自己的需求，而看不到对方的需求，这是冲突发生及持续的重要因素。学会换位思考之后，很多复杂的问题就会迎刃而解。古人有言："己欲立而立人，己欲达而达人。"当一个人能够换位思考，体会到他人的需要时，就多了一份包容和理解，就能够推己及人，心平气和地坐下来协商解决方法了。

③寻求可能的解决方法。彼此面对面地真诚交流，共同思考解决问题的方法，协商出双方都认可的解决方法，并达成共识。在这个过程中，有争论是正常的，争论的目的是讨论不同的解决方法的可行性和彼此的接受度。双方可以充分地讨论不同解决方法的优缺点和彼此的需求，直到协商出最终的解决方案。

5.拒绝的技巧

大学生在日常人际交往中难免会遇到不符合自己意愿的要求，为了不委曲求全，要学会拒绝。恰当、得体、不伤害的拒绝无疑是对个人情商的一种考验。拒绝的能力往往与自信紧密联系，缺乏自信和自尊的人常常为拒绝别人而感到不安，而且有一种认为别人的需求比自己的需求更重要的倾向。下面分享 5 个建议。

拒绝的技巧

①简单回应。如果你要拒绝，就应坚决而直接。使用短语拒绝，如"感谢你的信任但现在不方便""对不起，我不能帮忙"。尝试用你的身体语言强调"不"，无须过分道歉。

②给出替代方案。拒绝一个请求不代表拒绝一个人，你可以在拒绝的同时给出替代方案。

③区分拒绝与排斥。记得你是拒绝请求，而不是排斥一个人。

④不要感到愧疚。你有拒绝的权利，就像他们有权利要求你帮助一样。有时拒绝别人是让他们学会为自己负责。

⑤做回自己。要明确和坦白什么是你真正想要的，要更好地认识自己。

参考文献

［1］夏翠翠.大学生心理健康教育（慕课版）［M］.3 版.北京：人民邮电出版社，2022.

［2］黄希庭，郑涌.大学生心理健康教育［M］.3 版.上海：华东师范大学出版社，2020.

［3］俞国良.大学生心理健康［M］.2 版.北京：北京师范大学出版社，2022.

［4］万秋红，李萍，谢妮.大学生心理健康教育（慕课版)［M］.北京：机械工业出版社，2022.

第六章

心理急救与心理支持技能

第一节　心理急救基础

一、心理危机的识别

1. 心理危机的定义

心理危机是指在面临困难情境时，个体先前的处理方式和惯常的支持系统不足以应对眼前的处境，从而产生的暂时性心理失衡状态。心理危机普遍存在于每个人的生活中，但即使面对完全相同的危机环境，不同的人也会有不同的表现。危机状态会冲击个体生活的方方面面，除非个体得到某种解脱，否则，危机将有可能导致严重的情感、行为及认知功能障碍，甚至导致个体崩溃自杀。但同时，危机也能够使个体学到新的应对技巧，危机引发的焦虑情绪也可以为个体提供动力，帮助个体解决问题。

心理危机的识别

大学生常见的危机有成长危机、人际关系危机、就业危机、学业危机、经济危机、情感危机以及存在性危机。

2.心理危机的历程

心理危机的发展可以划分为：前危机期（个体产生不安感，但可以应对日常生活应激事件）、冲击期（个体焦虑加重，往往出现高强度生活事件发生前的几个小时）、危机期（冲击期的表现延续，个体的焦虑和紧张达到难以忍受的程度，个体产生强烈的求助愿望）、适应期（个体用积极的办法接受现实，解决问题，并逐渐适应社会生活）、危机后期（个体可能获得成长并更好地应对未来的困境，也可能出现精神障碍，甚至自杀等后果）。

二、心理急救的定义和步骤

1.心理急救的定义

心理急救可以被定义为一种富有同情心和支持性的过程，它旨在缓解个体的急性痛苦并评估其是否需要进一步的心理健康服务。值得注意的是，心理急救并不包括心理问题或精神障碍的诊断以及治疗和干预方案的制定。因此，即使是非心理健康相关学科科班出身的个体，也可以在接受培训后为出现心理危机的他人提供紧急的心理支持。

2.心理急救的步骤

"约翰斯·霍普金斯快速心理急救模型"，简称"RAPID 心理急救模型"，是心理急救领域内一个理论驱动的、有证据支持的、经过经验验证的独特模型，它由以下部分组成。

心理急救的步骤

（1）建立融洽关系和反思性倾听（rapport and reflective listening）：通过反思性倾听、共情等技巧与他人建立融洽的关系。在交流过程中，我们应全神贯注地接收和感受对方提供的全部信息（包括言语的和非言语的），以正确了解他人的感受和情绪，将心比心，换位思考，使对方感到被理解和接纳，从而建立起沟通的桥梁，为之后的步骤打下基础。

（2）评估（assessment）：与他人进行引导式对话，通过对方的自述，对其基本的生理和心理需求进行评估。过程中可以提出具体的问题，包括危机事件的细节以及对

方对于该事件的反应。尽可能地掌握他人的诉求和担忧，可以很好地帮助我们针对性地满足其需求。需要注意的是，这里的评估并非临床意义上的评估，而应该是一种从常识角度说得通且易于理解的评估。

（3）优先级次序（prioritization）：即根据支持对象对心理急救和心理支持的需求的紧迫性进行排序。紧急程度的具体标准和具体情况因人而异，需求未得到满足或表现出创伤后疾病或功能障碍的支持对象应被视为更高优先级。在进行优先级排序时可以考虑以下因素：医疗危机、马斯洛需求层次理论中的生理需求（水、食物、住所等）、安全保障、心理/行为不稳定（行为冲动倾向、认知能力下降、对未来的迷茫和无助感等）。

（4）干预（intervention）：面对因心理危机而出现角色心理失调的对象，我们作为支持者需要根据评估分级结果，采用支持性对话等技术，以帮助其满足基本生理及心理需求，缓解急性心理痛苦，恢复并改善基本社会功能。

（5）处置（disposition）：是我们提供支持的最后阶段，可以作为此次心理支持的结束或对后续计划的制订。这一步的依据可以是面对心理危机的个体是否有明显的心理与社会功能层面的恢复。如果对方在接受心理支持后自我照顾以及社会功能得到明显改善，那么就可以认为我们的干预及支持结束了。在有条件的情况下，我们也可以在合适的时间安排后续跟进，如几天后再次对其进行评估和支持。如果我们认为其需要接受后续更高水平的干预或者护理，可以为其提供资源，鼓励链接，并尽可能帮助其成功转介。值得注意的是，在这一步我们需要考虑的因素并不局限于心理层面，也应该包括对方的生理、医疗、经济水平等。

（6）自我关怀（self-care）："如果我们自己正在经受痛苦，我们就无法减轻他人的痛苦。"当我们在支持他人的同时，自己也是需要被关怀的对象。无论多么善意，认为自己多么坚强，反复接触创伤事件，即使时间很短，也会对自身产生不利影响。我们需要接受自己给予的支持也是存在局限的，合适的自我关怀是提供有效支持不可或缺的部分。自我关怀的策略有：自我觉察（自我压力监测，及早识别问题）；宣泄放松（倾诉、运动、放松训练）；认知调整（接纳自我、正性思维）；寻求支持（团队协作、适当拒绝、咨询督导）。

本章的剩余部分将针对建立融洽关系、干预以及处置三个部分介绍在大学生活中可以派上用场的心理急救和心理支持技能。

三、心理支持的助人边界

在为他人提供心理支持时，我们作为支持者需要注意维持适当的助人边界，保持专业性并提供有效帮助的同时，保护自己和他人的权益。

（1）保密性：虽然心理支持并不是严格意义上的心理咨询或治疗，但心理咨询的保密原则仍然适用。它确保了个人信息及隐私得到尊重，有助于建立信任关系。保密性原则意味着你不会在未经对方同意的情况下透露对方的任何信息，包括一切基本信息、个人经历、家庭背景以及对方在心理支持过程中所透露的信息。如果你在心理支持过程中使用了笔记、录音等记录工具，确保它们被妥善保管在只有你能访问的地方。在心理支持开始之初，明确讨论保密协议是十分重要的，这包括了确保双方对保密性原则有着清晰且同步的理解，并预留后续协商的空间。此外，还需要与对方明确讨论保密原则的例外情况，一般来说，保密原则只有在对方可能伤害自己或他人，以及法律所规定的需要披露的情况下才可以被打破。

（2）时间限制：在心理支持开始之前设定明确的时间边界，包括此次支持的开始以及持续时间。如果有后续跟进，也应提前确定好具体的时间。

（3）地点设置：心理支持以及后续跟进应尽可能在安静、安全、私密的空间进行。

（4）自我保护：了解自己的情感情绪状态，如果提供心理支持或出于其他原因导致严重的负面情绪或强烈的情感反应，应及时停止并寻求帮助。

（5）资源链接与转介：对自己的能力范围要有清晰的认知，如果对方的需求以及所需要的支持超过了你的能力范围或涉及专业领域，应提供资源，鼓励链接，帮助其成功转介。

第二节　建立融洽关系的技术

融洽关系的建立是我们为他人提供心理支持的前提。只有建立了融洽的关系，对方才会愿意向你袒露心声，讲述自己所面临的心理危机与感受，我们才能根据得到的信息评估其基本需求，并采取合适的措施进行心理支持。在大学生活中，当我们面对遭遇心理危机的个体时，来访者中心疗法的一些概念和技巧可以帮助我们与之建立起融洽关系，下面是其中的三种。

一、无条件积极关注

无条件积极关注是一种积极、真诚、持续的态度。它不受外部条件的限制与影响，无论面对对方的优点还是缺点，成功还是失败，都以一种积极的态度去关注他人，并强调发现积极的方面，从而传递一种乐观积极的信息，以鼓励他人成长，激发其潜力。同时，无条件积极关注应该是真诚的，源自内心的善意和关怀，而非出于外部压力或目的的虚假关心。这种关注建立在尊重和理解的基础之上，它尊重每个人的独特性，认可其自我实现的潜能。无条件积极关注也应该是持久的，不会因为时间的推移或情境的变化而改变。当我们对他人进行无条件积极关注时，对方能够自由表达内心世界的感受，接受自己的情绪，并通过自身力量达到对不良状态的探索和领悟。

无条件积极关注

二、反思性倾听

反思性倾听，也叫积极倾听，是一种重要的沟通技巧。当我们为他人提供心理支持时，应该将全部注意力放在对方身上，不被其他事物所干扰。通过眼神接触、身体反馈（如适时点头等）向对方表示你正在关注他所说的话。

反思性倾听技术

反思性倾听并不只是简单地听，更重要的是理解对方表达的意思以及情感，感知并体会其情绪与需求。我们既要关注其所说话的话，也要关注其他非言语信息，如语气、话语停顿、表情、肢体动作等。

在倾听的过程中需要适当作出回应，可以通过提出开放性问题来促进对话，如"你对这件事有什么感受""这对你意味着什么"等。这种问题通常是引导性的，鼓励对方进行更多的表达，避免简单的肯定或否定性回答。

及时的反馈与确认对于充分理解对方所说的内容十分重要，可以采用的技巧有：重述（如"你说你昨天和朋友因为一件事大吵了一架，是吗"）、确认感受（如"从你的话中，我感到你现在非常难过"）、提问（如"你觉得你们争吵的源头来自哪里"）、肯定（如"我觉得你对这件事有着非常深入的思考"）、展示共鸣（如"我可以理解你现在的感受，这对你来说一定很不容易"）、总结和归纳（如"总的来说，你希望可以获得更加平等的友情"）、非言语反馈（如适时点头、调整表情）。需要强调的是，当对方对于你给出的反馈表示否定时，不需要感到沮丧或担心，因为这不仅仅是你更加深入、准确了解对方感受与需求的机会，也许还代表你们之间已经建立起了信任、融洽、自由表达的氛围。当你对于对方的叙述或自己的理解有不确定的地方，大胆地提出自己的疑惑，请对方更详细地阐述，这既可以帮助你更好地理解，还给了对方更多表达的空间与机会，甚至可能在对方重新详述的过程中使你们获得新的理解与感悟。

反思性倾听时也有一些需要注意避免的行为，如打断、忽视对方，表现出不耐烦，转移话题等。此外，还应该注意避免进行指责或评判（如"我觉得这件事你也有责任"）以及提供不必要的建议（如"你现在就应该主动道歉"）。

三、共情与共情表达

共情是一种情感与情绪的共鸣，指对他人情感体验的理解、认同与共享，建立情感上的联系与共鸣，并提供支持与关怀。在设身处地体会对方真实情感及其背后意义的同时保持客观，让对方感到被接纳和理解，并加深其对自身情感体验的真实理解。

共情技术

共情促进理解，理解产生信任，而信任促进了支持对象的配合与坚持。共情表达则是通过言语或非言语的形式表达对他人情感体验的理解和认同，是一种关键的沟通技巧。

需要强调的是，以上这些技巧不仅适用于融洽关系的建立，并且对于心理支持随后的步骤也有着十分重要的作用，因此需要将它们作为一种持续的状态运用在整个心理支持过程中。

第三节　支持性技术

一、支持性对话技术

除了本章第二节中提到的反思性倾听与共情表达，还有一些对话技巧可以用于提供心理支持。

1. 鼓励

（1）言语鼓励：直接通过言语进行鼓励，如"我们一定可以渡过难关的"。

（2）情感鼓励：通过理解、肯定与支持对方的心理，给予鼓励和慰藉。

2. 灌注希望

（1）设想未来：帮助个体设想未来的积极场景，激发其希望和期待。

（2）强调资源与优势：帮助对方认识到自己内在的优势以及掌握的资源，如"你是一个坚强的人""你有很多关心你的朋友"等。

（3）积极的表达方式：在与对方交流时，采用积极的语气与表达方式传递希望和乐观的态度。

（4）与对方一起制订未来的目标与计划。

3. 信息支持

（1）分享知识和经验：分享掌握的知识和经验，可以是自身的或他人的，以帮助个体了解自身情况，启发其找到解决方法。

（2）提供资源和信息：提供有助于帮助个体度过危机的信息，分享其他有益的助人资源，必要时可以作为联络人确保个体联系上有关资源并获得帮助。

二、支持性干预措施

在我们进行干预之前，已经通过建立融洽关系以及评估分级对他人的情感体验和基本需求有了一定的了解，因此可以根据已有的信息，结合实际情况，选择适当的干预措施。

支持性干预技术

1. 针对心理状况尚未稳定的个体

干预的目的为帮助个体保持稳定，一些具体措施如下。

(1)移除刺激性信息：移除或将个体带离与其心理危机有关的人、事物或地点。

(2)鼓励其专注于任务：可以向其布置一项需要集中注意力的任务，帮助其将注意力从心理危机中转移出来。

(3)鼓励宣泄：允许个体通过其偏好的方式宣泄情感，这包括讲述事件与表达情感。

(4)推迟冲动性行为：当个体作出一些冲动性行为或选择，这时与其直接阻止这类行为，不如建议对方暂时推迟，比如说"现在不是做这件事最好的时机"。

(5)转移注意力。

2. 针对已经稳定的个体

干预的目的为缓解急性痛苦，恢复基本社会功能，一些具体措施如下。

(1)教育—解释性指导：帮助个体清晰客观地认识他们所面临的危机与困境。

(2)平常化：让个体了解到，其他人也曾经历过他目前所面临的危机以及产生的情感反应。

(3)安慰—灌注希望。

(4)教育—预期引导：帮助个体对未来产生合理的预期，即便这些变化可能是负面的。

(5)延迟冲动行为：同上。

(6)压力管理技术：如腹式呼吸、肌肉放松训练、问题解决训练等。

(7)纠正误解与错误信息：适用于当个体所面临的心理危机来自对于事件与状况的误解或接收了错误信息的情况。

(8)重构信念：在可能的情况下帮助个体换一种更积极的方式看待心理危机。

第四节　链接资源与专业转介

一、心理咨询与就诊途径

1.心理咨询的定义

心理咨询指心理咨询师运用心理学的知识、理论、技术和方法,协助来访者解决各类心理问题的过程。通过咨询师与来访者的讨论、分析、协商、研究和指导过程,帮助来访者认识自己面临的问题,并寻找解决问题的可行性方法,挖掘求助者本身潜在的能力,来改变原有的认知结构和行为模式,以提高对生活的适应性和调节周围环境的能力。

2.获得心理咨询的途径

(1)校内资源:每所高校都有专门的心理健康服务机构,通常对在读大学生免费开放。高校心理咨询师具备一定的专业性,对大学生的典型问题更为了解。对于大学生来说,高校心理咨询中心是经济高效又便捷的心理咨询资源。一般来说,高校的咨询中心的服务内容主要包括:开设心理健康课程、讲座以及个人、团体咨询等。

心理咨询与就诊途径

(2)社会类资源:社会类免费心理咨询资源包括隶属于高校的研究中心、公益热线类的服务机构等。我们还可以从一些心理咨询机构或互联网平台上获得由刚刚获得资质的咨询师提供的免费心理咨询服务。付费心理咨询则包括职业心理咨询师、心理咨询机构、互联网心理咨询平台等。

(3)医疗类资源:一般来说,各个地区的精神疾病专科医院以及综合医院的精神科也可以提供心理咨询服务。如果大学生出现精神障碍,可以前往医院就诊,遵医嘱进行治疗。

二、资源链接与转介

当支持对象所需要的帮助超过我们的能力与专业知识时，应该向其提供资源链接，并帮助其转介至更专业的支持者。资源链接与转介一般流程如下。

1. 需求评估

与上文提到过的评估分级不同，这里的需求评估贯穿整个心理支持始终，包括建立融洽关系、评估分级、支持干预以及后续跟进。在这些步骤中，支持对象会向我们倾诉，表达情感，透露信息，随着可用信息的增加，我们对于其需求的评估也应该是动态变化的。此外，支持对象的需求也可能随着心理支持过程中其心理或生理状态的变化而变化。因此，我们应该全程关注其需求的变化，并及时作出评估。

2. 寻找适当资源

一旦确定支持对象需要更加专业的帮助，我们应该着手寻找适合其需求的资源。需要注意的是，支持对象所需要的帮助可能并不仅仅是心理层面的，因此适当的资源可能包括：职业心理咨询师、心理治疗师、精神科医生、社会工作者、警察、社会福利机构、慈善机构甚至宗教机构。

3. 提供信息

向支持对象提供相关资源的信息，包括地理位置、联系方式、联络人、费用等，确保其了解并能够联系有关资源。

4. 鼓励并协助联系

出于文化、自尊、怀疑等因素，一些支持对象可能会犹豫或拒绝向这些资源求助，此时我们应该鼓励他们寻求需要的帮助。此外，对于不愿求助或由于一些原因无法独立求助的支持对象，我们应以联络员的身份，帮助其联系资源，做好预约工作。

5.后续跟进

转介后，应该与支持对象以及后续支持工作者保持联系，以确保转介工作顺利进行，支持对象获得需要的帮助。

参考文献

[1] 卡尔.R.罗杰斯.当事人中心治疗：实践、运用和理论[M].李孟潮，李迎潮，译.北京：中国人民大学出版社，2013.

[2] 埃弗利，拉汀.约翰斯.霍普金斯.心理急救指南[M].肖涛，王玲，译.北京：科学出版社，2021.

[3] 张天清.青少年心理健康教育工作手册[M].江西：百花洲文艺出版社，2018.

[4] 黄希庭，郑涌.大学生心理健康教育[M].3 版.上海：华东师范大学出版社，2020.

[5] 肖宇.大学生心理健康与人生发展[M].2 版.四川：西南财经大学出版社，2021.

[6] 孙宏伟.心理危机干预[M].2 版.北京：人民卫生出版社，2018.

[7] 金晓明.大学生心理危机干预指南[M].浙江：浙江大学出版社，2015.

[8] 夏翠翠.大学生心理健康教育（慕课版）[M].2 版.北京：人民邮电出版社，2020.

图书在版编目(CIP)数据

急救与心理技能 / 吴蓓,张燕,范晓主编. --长沙:
中南大学出版社,2024.9.
　　ISBN 978-7-5487-5956-0

　　Ⅰ. R459.7

中国国家版本馆 CIP 数据核字第 2024HR8611 号

急救与心理技能
JIJIU YU XINLI JINENG

吴蓓　张燕　范晓　主编

□出 版 人	林绵优	
□责任编辑	孙娟娟	
□责任印制	唐　曦	
□出版发行	中南大学出版社	
	社址:长沙市麓山南路	邮编:410083
	发行科电话:0731-88876770	传真:0731-88710482
□印　　装	长沙雅鑫印务有限公司	

□开　　本	787 mm×1092 mm 1/16	□印张 7.75	□字数 167 千字
□互联网+图书	二维码内容　视频 189 分钟　音频 50 分钟		
□版　　次	2024 年 9 月第 1 版	□印次 2024 年 9 月第 1 次印刷	
□书　　号	ISBN 978-7-5487-5956-0		
□定　　价	36.00 元		